100歳でも
息切れなし！

1回
1分！

長生き呼吸

奥仲 哲弥
呼吸器外科医 医学博士
山王病院 呼吸器センター長

あさ出版

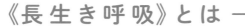

《長生き呼吸》とは ——

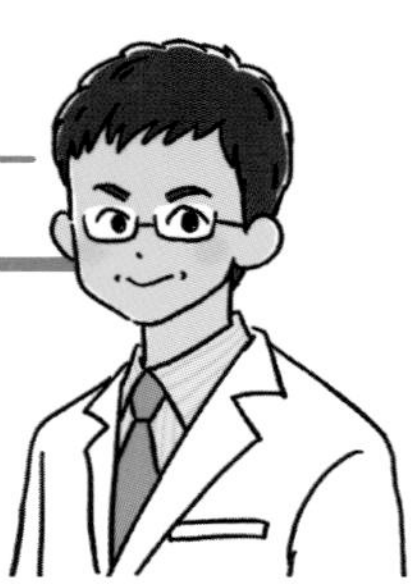

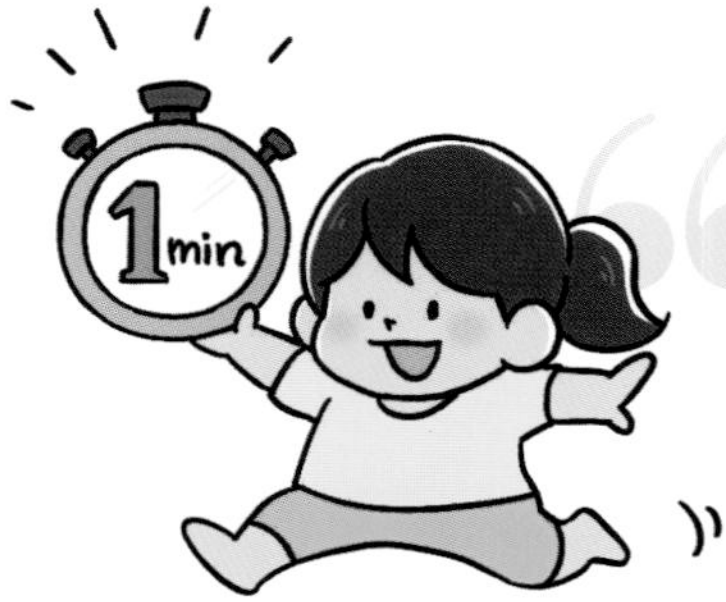

1回1分でOK！

誰でもカンタンに続けられる

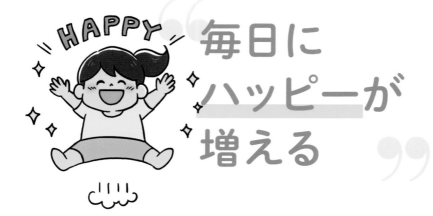

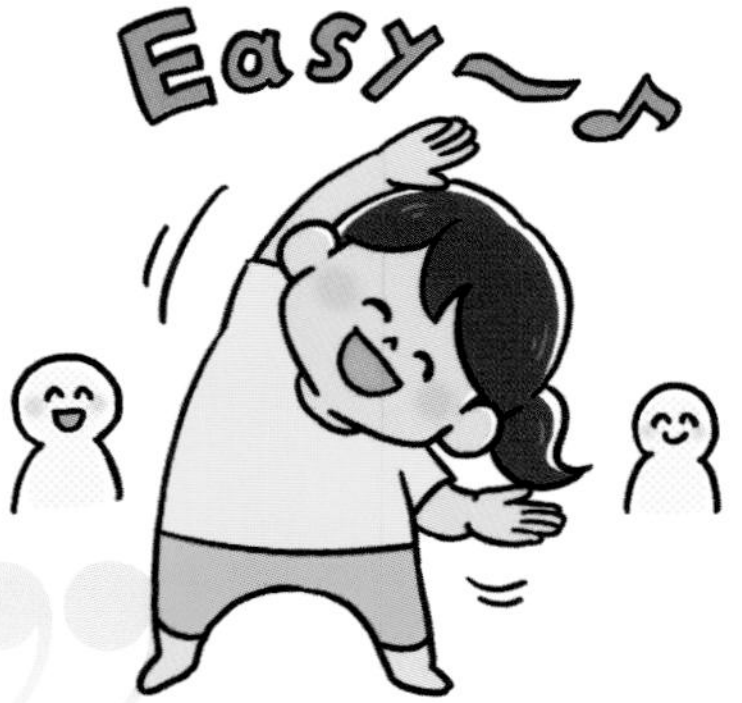

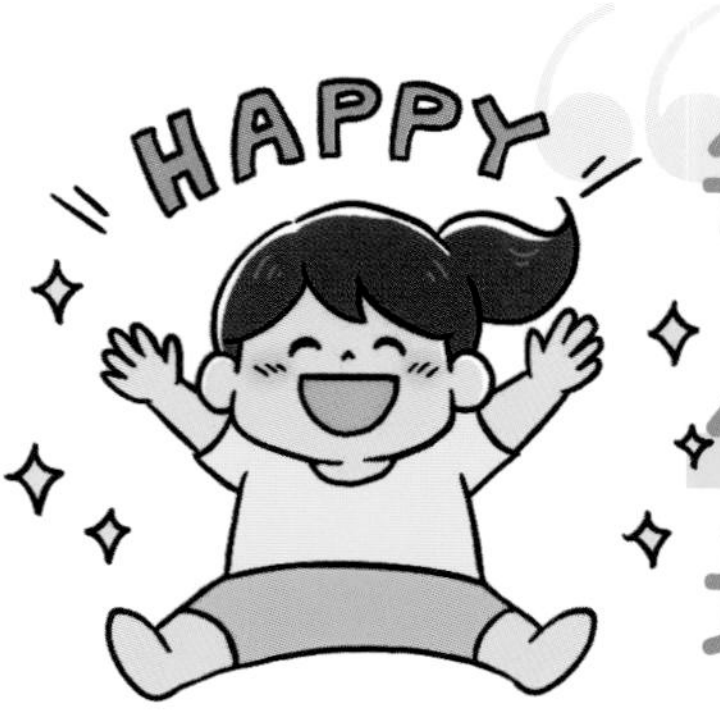

毎日にハッピーが増える

「長生き呼吸」で、いつまでも楽しく、健康に、生きる！

息苦しさがなくなる

尿もれ改善

正しく吐いて吸うだけで、あなたの体にうれしい変化が！

姿勢が良くなる

肩こり・頭痛がとれる

よく眠れる

長生き呼吸

3大おすすめポイント

1回たった1分でOK!

1

「長生き呼吸」は、効果バツグン!
なのに、決して難しくも、
大変でもありません。
リラックスしながら、
気軽にできるストレッチを、
1回1分から
始めるだけで十分です。
「長続きしないかも……」
なんて心配はいりません!

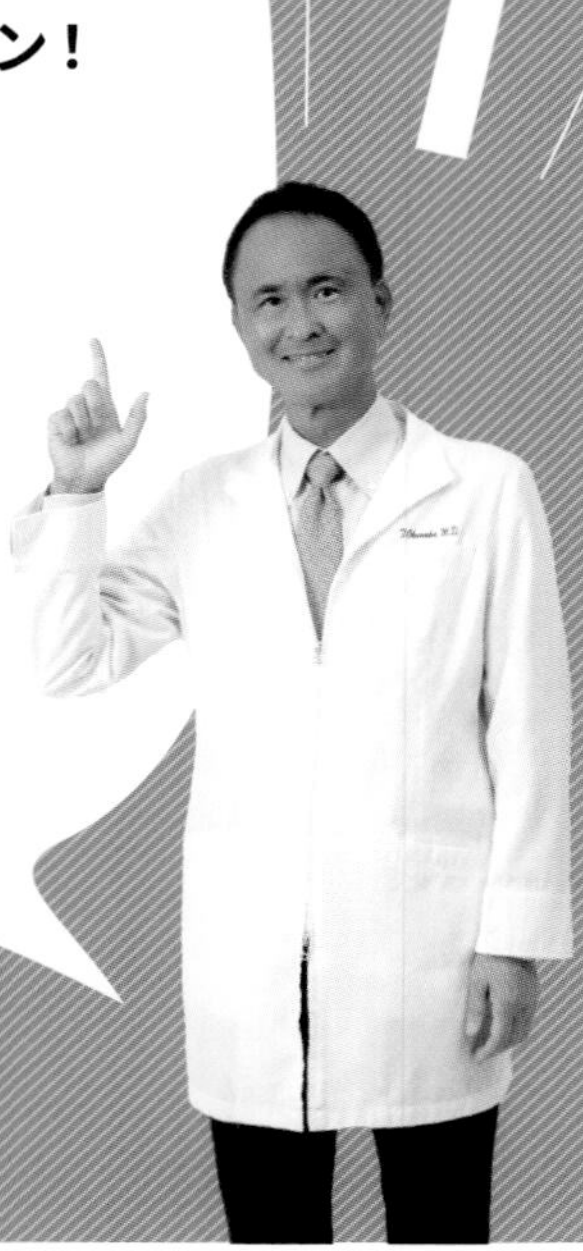

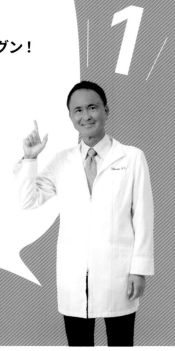

2

筋力・体力がなくても大丈夫！

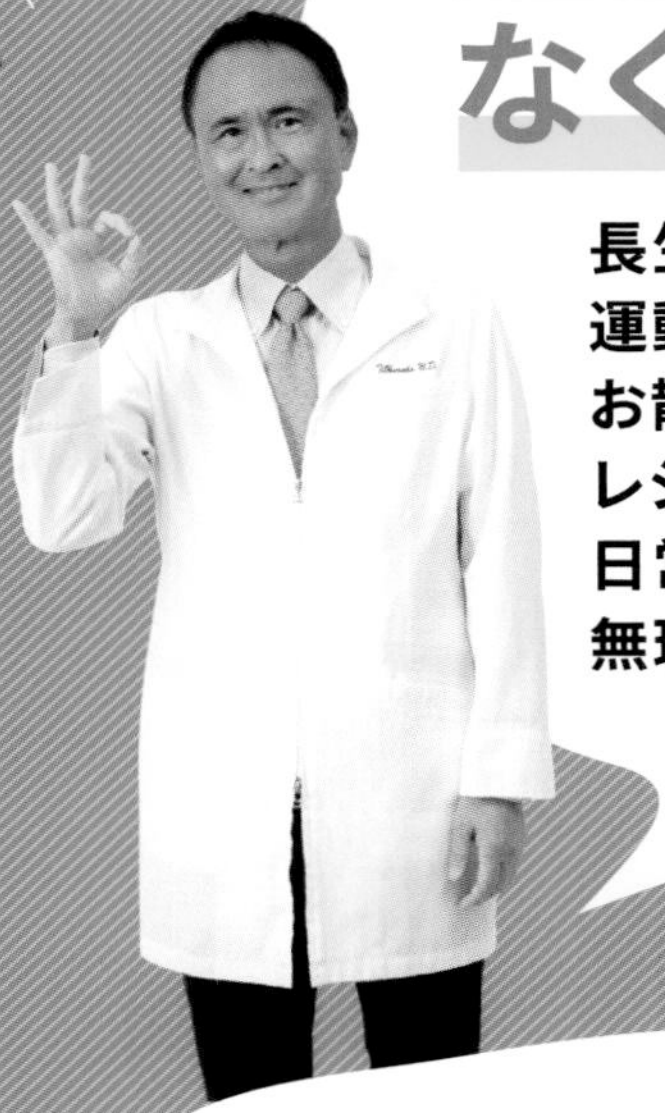

長生き呼吸は、年齢も、性別も、
運動神経も一切関係ありません！
お散歩中の信号待ち、買い物での
レジ待ち中に、テレビを見ているときなど、
日常生活のちょっとした瞬間に、
無理なく行えます！

3

お金も、場所も、道具もいりません！

「長生き呼吸」を身につけるための、
入会金・会費は不要。
お金もかからず、場所も取らず、
特別な道具もいりません。
肩ひじはらずに、思い立ったらすぐ、
気軽に始められます！

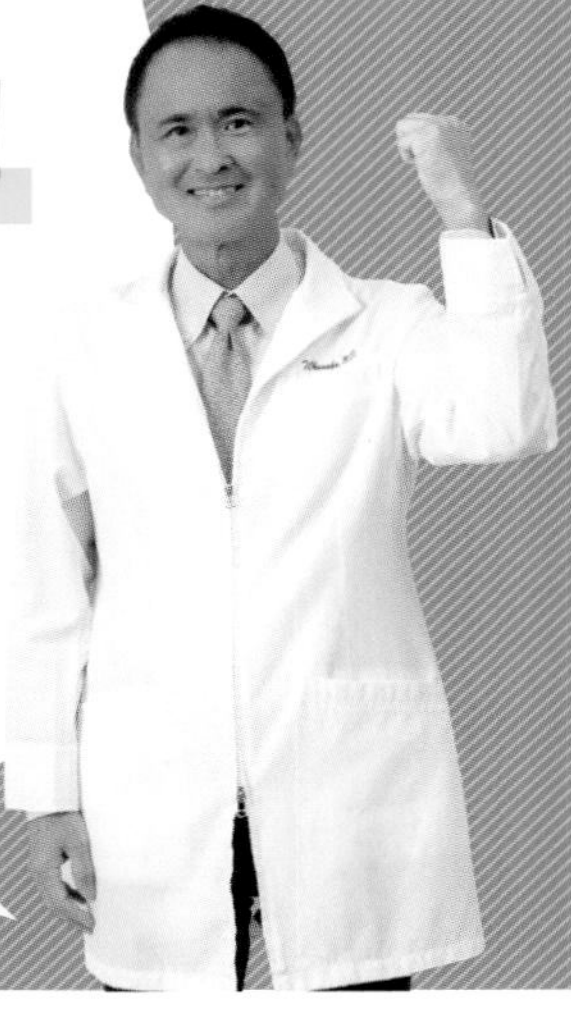

これが「長生き呼吸」ストレッチだ！

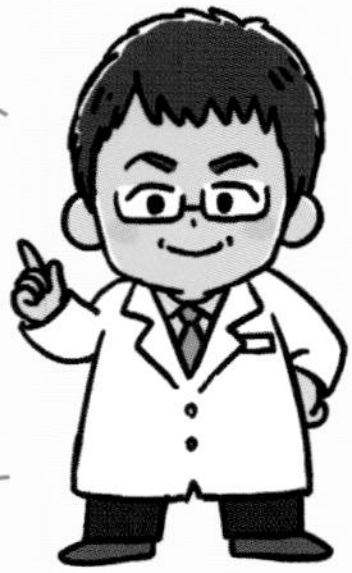

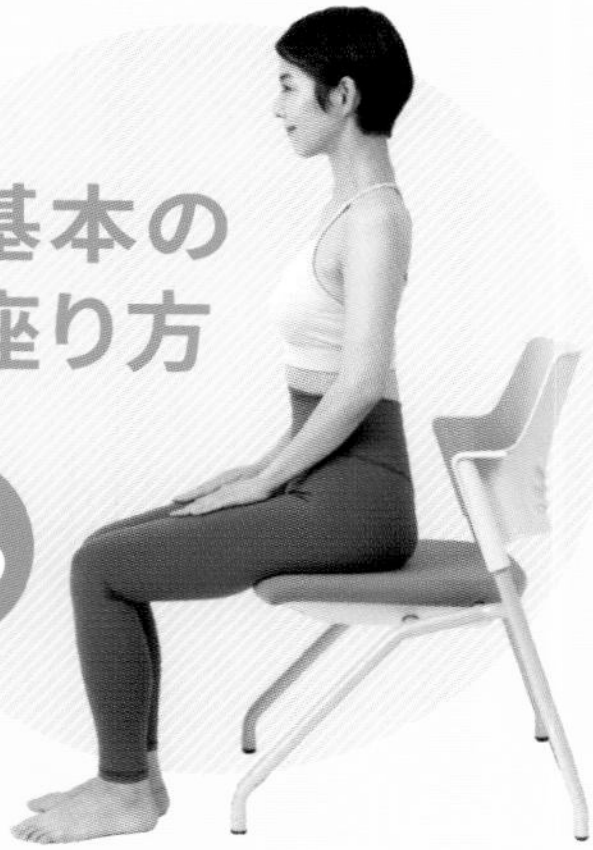

基本の座り方

P86

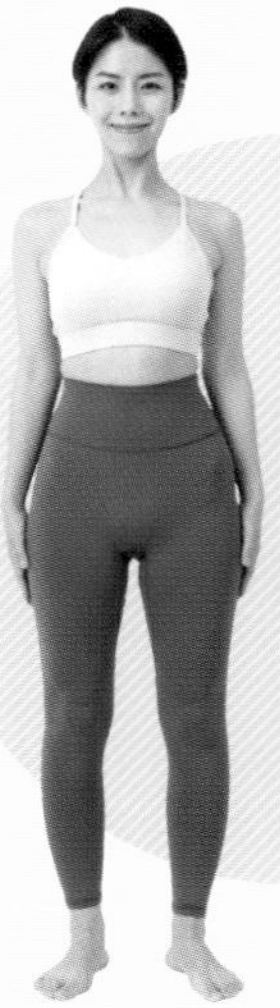

基本の立ち方

P84

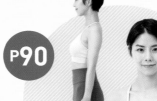

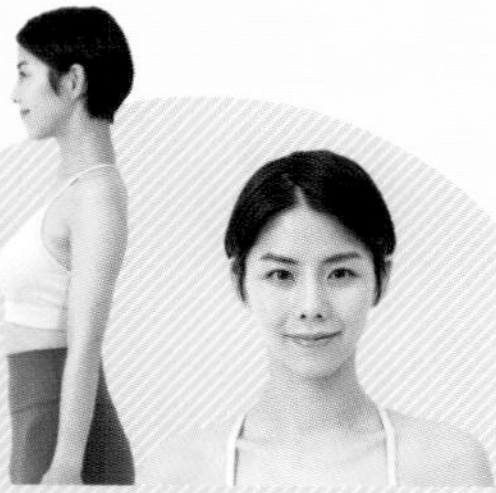

P90

基本の呼吸法 2

体のすみずみまで
酸素がいきわたる！
正しい深呼吸

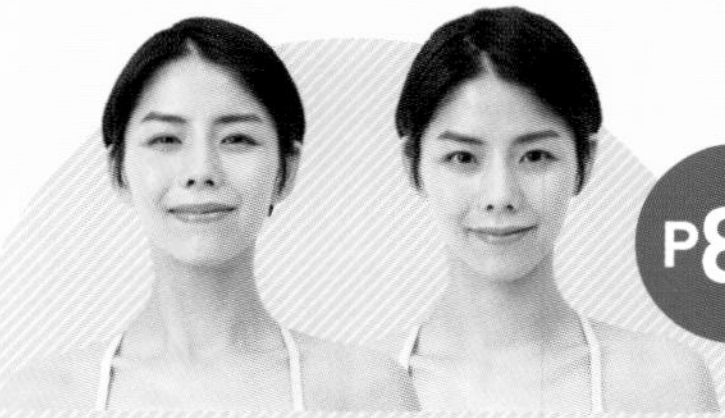

P88

基本の呼吸法 1

横隔膜を動かして、
呼吸力アップ！

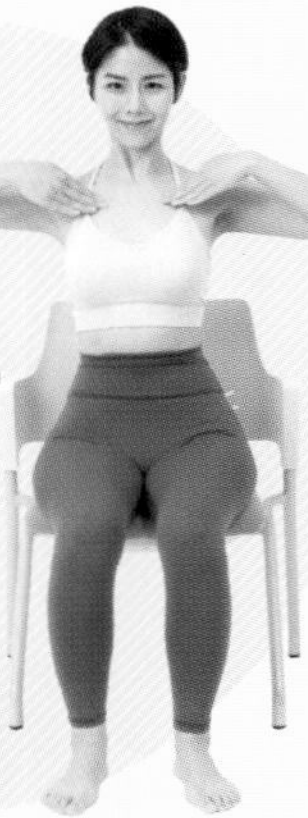

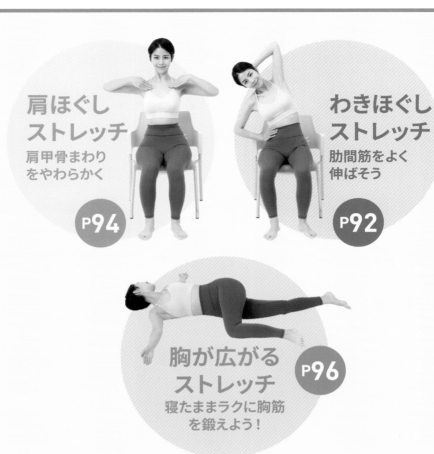

肩ほぐしストレッチ

肩甲骨まわりをやわらかく

P94

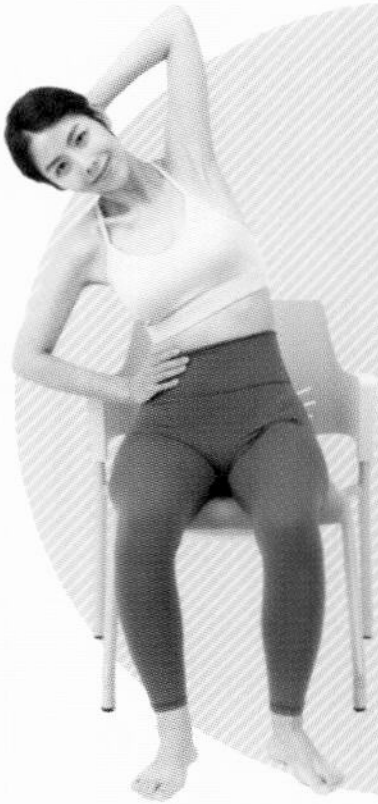

わきほぐしストレッチ

肋間筋をよく伸ばそう

P92

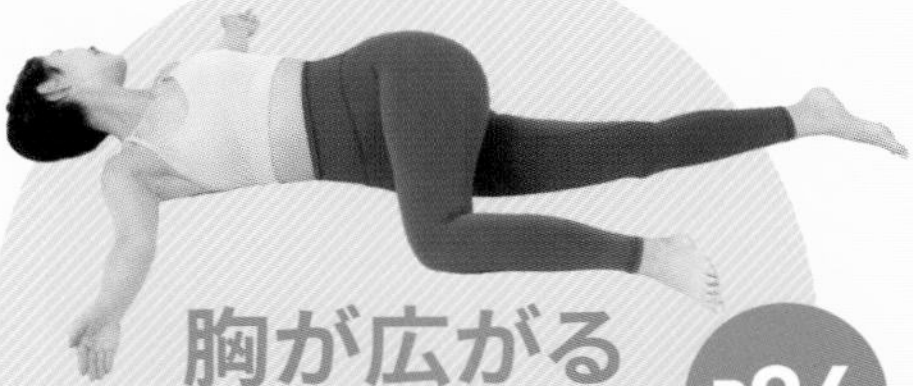

胸が広がるストレッチ

寝たままラクに胸筋を鍛えよう！

P96

ハンモック筋ストレッチ 2

もっと骨盤底筋を鍛えて、尿もれ知らずに！

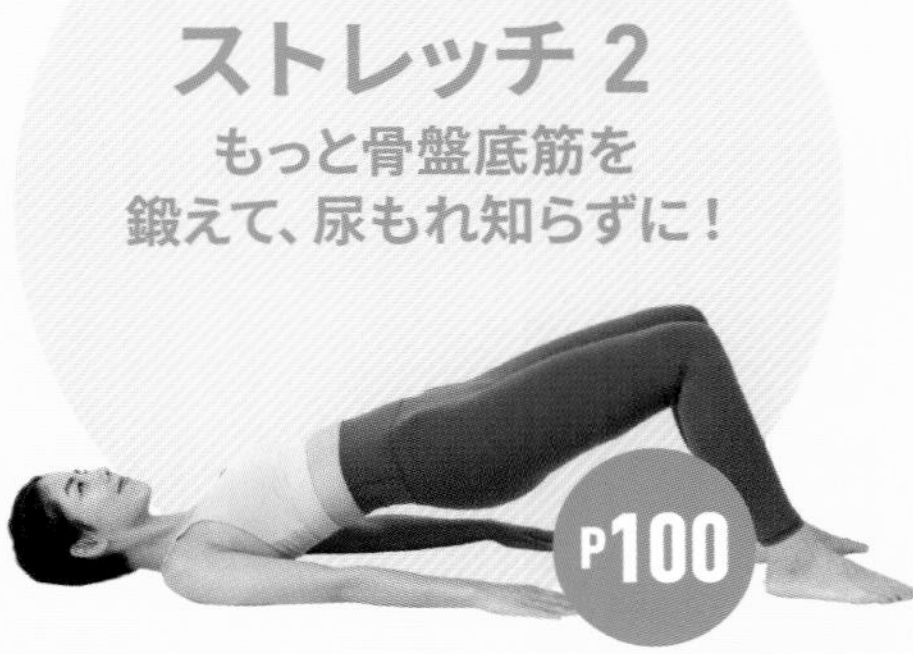

P100

ハンモック筋ストレッチ 1

骨盤底筋を鍛えて、呼吸上手に！

P98

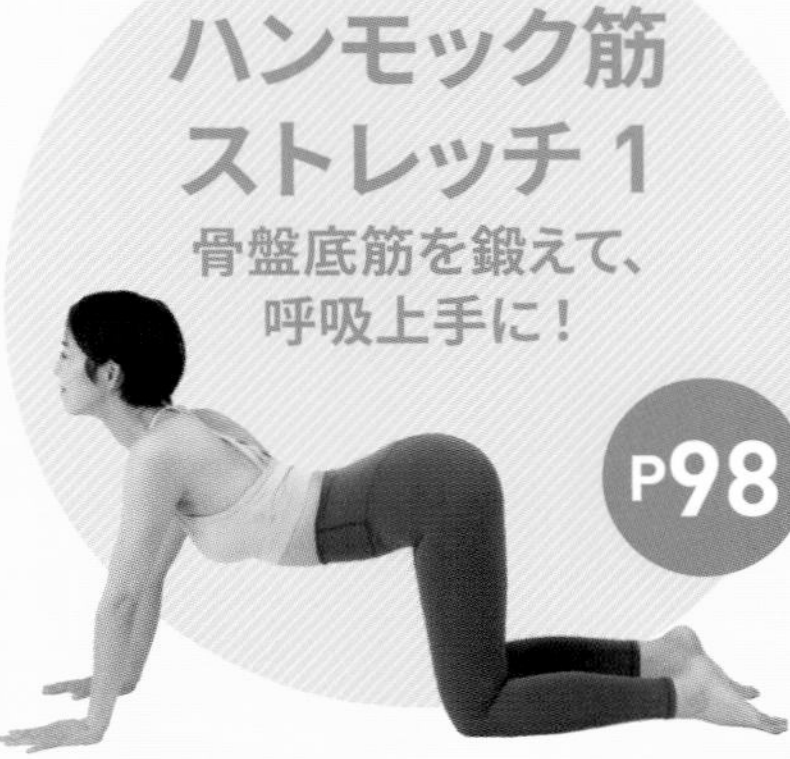

プロローグ

100歳でも、息切れしない！「長生き呼吸」で幸せな人生を手に入れよう！

年齢を重ねることは、人生を重ねること。経験を積み重ね、ものごとへの理解が深まり、人としての厚みを増していくことだと私は思います。

一方で、年齢を重ねることで縁遠くなってしまうことも、少なからずあります。

まず、体力が次第に衰えていく。もっとも、これは仕方がないことです。

ほかにも、社会や人とのつながりが薄くなるかもしれません。日々が安定したものになっていくということは、裏を返せば、あまり変化のない日常になっていくという一面をもちますよね。

そんななか、たとえば髪を切ったり、新調したお洋服を着たあなたを見た誰かが、

「すてきですね！」「似合ってますね！」

と声をかけてくれたら、やっぱりうれしくなりませんか。

少しがんばって運動をしたり、食生活を見直したりしているときに、

「ちょっと体がスッキリされたんじゃないですか」

なんて気づいてくれる人がいたら、話が弾んでしまいますよね。

実はこのとき、私たちの脳内には、**「幸せホルモン」**が分泌されています。

楽しいことがあったとき、思わず笑顔がこぼれたとき、「幸せホルモン」が放出され、幸せな気持ちを増幅させてくれるのです。

年齢を重ねてなお、「幸せホルモン」をどんどん放出させることができたら、これからの人生をますます幸福感にあふれたものにしていけるでしょう。

いつまでも、はつらつと、生きていこうとしている私たちです。どうせ生きるなら、楽しく生きたいじゃないですか！

「長生き呼吸」があなたを幸せにする理由

人間、「歳をとると丸くなる」なんて言われますが、実際のところそうでもないなと思います。私自身還暦を超えましたが、渡ろうとしていた信号が直前で赤に変わってしまったら、やっぱりちょっとイラっとしてしまいます。

ほかにも、

● テレビを見ていて「ＣＭが長いな」と気になる。

● お店でレジ待ちの長い列ができていたら、うんざりする。

● 病院での会計待ちにイライラ……。

などなど。

「あぁ……」と苦笑いしつつ、みなさんも思い当たりませんか？

しかし、これはどうにも仕方がない。歳をとると、気が短くなるものです。

でも、**できることならいくつになっても「いい人」でいたい。**

「やさしい人」だと思われたい。

若かろうが、歳をとっていようが、感情のコントロールは必要です。

幸せなとき、人は人にやさしくできますよね。だからこそ「幸せホルモン」をいかに上手に放出できるかが、とても大切になるのです。
では、一体どうすれば、幸せホルモンと上手に付き合っていけるのでしょうか？
そのための一番いい方法こそ、本書でご紹介する**「長生き呼吸」**なのです。

心のコントロールには「呼吸」が一番！

「長生き呼吸」をくり返すと、脳内ではセロトニンという「幸せホルモン」が放出されることがわかっています。その際、副交感神経が優位になることで、体の緊張が解け、リラックスして、気持ちが静まっていきます。

自律神経には、活動しているとき、緊張しているとき、ストレスがあるときなどに働く「交感神経」と、休息しているとき、眠っているとき、リラックスしているときなどに働く「副交感神経」があります。

どちらもとても大切ですが、ほとんどの日本人は交感神経のほうに、かたよっている傾向が強く、緊張状態が続いているといえます。

そこで「長生き呼吸」です。

心が静まって、ほっとして、視界が広がり、まわりのことが見えてくる。

それが、「長生き呼吸」をし、幸せホルモンが放出されることで、副交感神経が優位になったときの感覚です。

「正しい呼吸」こそ「健康な人生」のカギ

では、つまり、呼吸をたくさんすればいいってこと？

そう思うかもしれませんが、ちょっと待ってください。

実は、みなさんが普段何気なく行っている「呼吸」と、私がこれからご紹介する「長生き呼吸」は、少し違っているかもしれません。

何の意識もせず、あたりまえに呼吸をしていますが、だからといって、みながみな〝正しい呼吸〟をできているわけではありません。むしろ、幸せに長く生きていくには程遠い、速くて浅い困った呼吸をしている人も多いのです。

でも、心配はいりません。

ちょっとだけ日々気をつけて、ポイントを押さえて呼吸することで、「長生き呼吸」を身につけることができます。

本書で紹介する、1回たったの1分の簡単なストレッチを習慣にするだけで、呼吸筋が鍛えられ、正しい呼吸ができるように助けてくれます。

さらに、ストレッチの効果は、呼吸にとどまりません！

いい姿勢を保つことを助けてくれたり、便秘の解消、血圧の安定、肩こりの改善、尿もれ対策など、健康面にうれしい変化をたくさん与えてくれたりするのです。

「長生き呼吸」だけで十分だから、ズボラな人でも続けられる！

私は身長180cm、体重63・5kg。

若いころとほぼ変わらない体型を維持しています。

でも、運動といえる運動などたいしてしていません。平日、歩数計を確認してみると、せいぜい3000歩いくか、いかないかといったところ。長い移動となれば、すぐ車を使ってしまいます。

ただ、「長生き呼吸」だけは欠かしません。

エレベーターを待つ数秒間、会議が始まるのを待つ数分間、ゴルフで仲間のプレーを見守るほんのひと時――。

もう習慣になっているので、無意識にやってしまうこともあります。

それだけのことなのに、おかげでいつも背筋を伸ばして立っていられるし、お腹もむやみやたらと出てきたりはしません。「どんな運動をしてるんですか？」と聞かれることもあります。

私がやっているのは「長生き呼吸」、それだけです。

甘いものを控えたり、炭水化物を無理にシャットアウトしたりもしません。

ＣＭでよく見かけるサプリメントを、頑張って飲んだりもしていません。

お金をかけて、ジムに行ったりもしていません。

ガマンして健康になるより、楽しく健康になりたい。
いつまでも好きなものを食べて、好きなことをしながら長生きしたい。
それなら、「長生き呼吸」をやれば十分。
呼吸だけちょっと頑張れば、十分なのです。

本書を手にとった今こそ、あなたの「呼吸」を見直すタイミング。
今日からみなさんご一緒に、「長生き呼吸」を意識した毎日を始めましょう！

contents

Chapter 2

「長生き呼吸」の〝いいところ〟教えます！

contents

Chapter 3

Let's「長生き呼吸」ストレッチ!

contents

編集協力 玉置見帆
本文デザイン 野口佳大
撮影 織田桂子
モデル 宮下ゆりか
イラスト あかませいこ

Chapter 1

きちんと吐けている？　吸えている？

あなたの「呼吸力」を確かめてみよう

あなたの呼吸はどうなっている？
チェック＆テスト

□坂道を歩いたり、信号を渡ろうと少し急いだだけで、息がハァハァ。

□階段をのぼるのがおっくうで、エスカレーターやエレベーターを使ってばかり。

□誰かと一緒に歩いていると、自分だけ少しずつ遅れてしまう。

□自分の呼吸音が妙に耳につく。

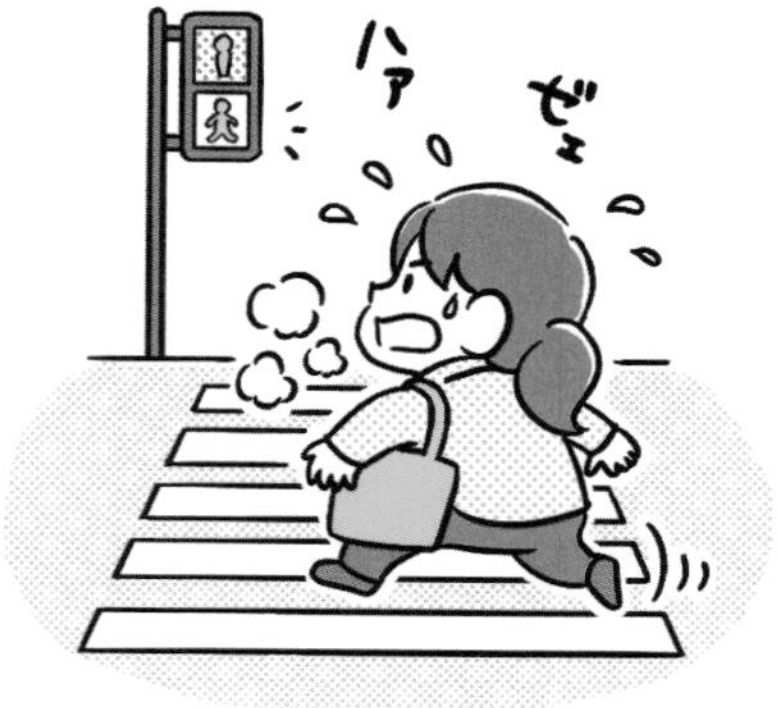

□気づくと口を開けて、口呼吸している。

そんな自分に思い当たりませんか？

一つでも当てはまれば、あなたの呼吸機能は低下しているかもしれません。

肺はとてもがまん強い臓器。多少弱っても体に影響が出にくく、呼吸が苦しいといった明らかな症状がなくとも、実はじわりじわりと弱っている可能性があります。

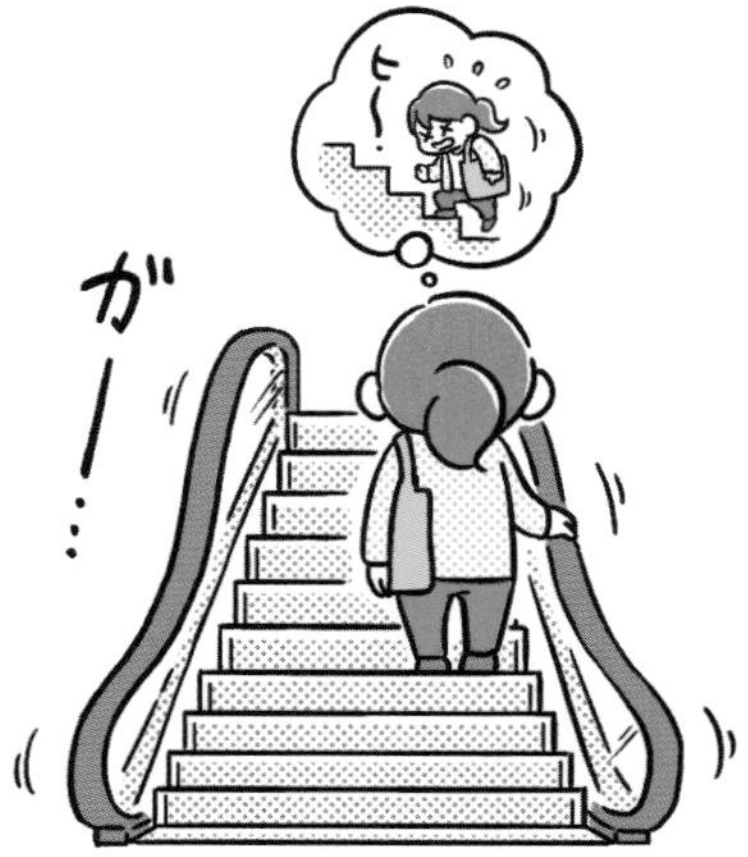

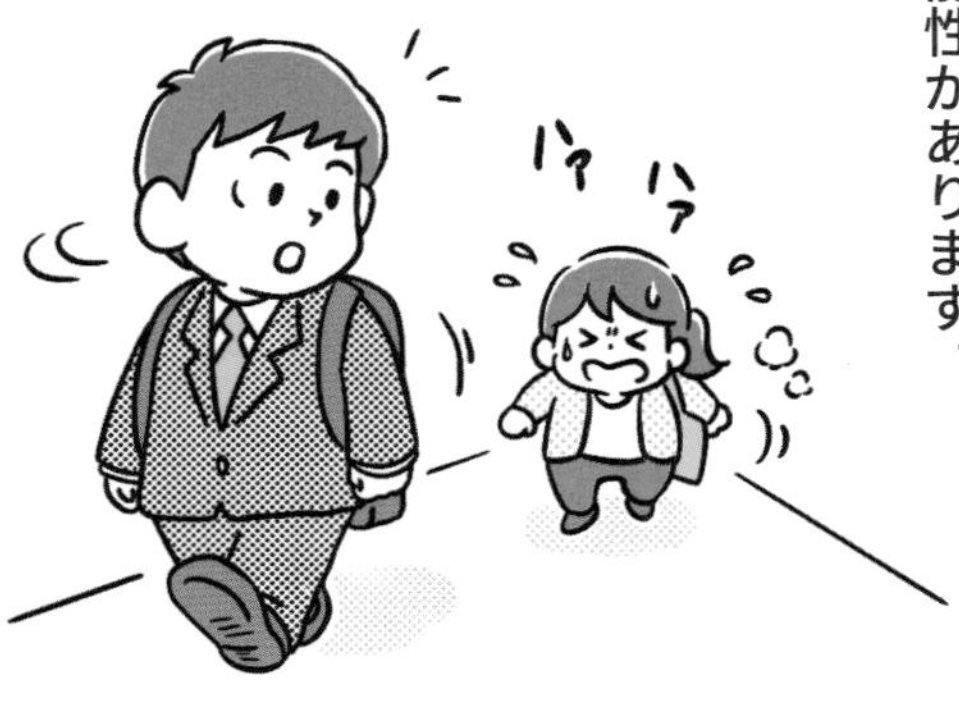

●速く浅い呼吸
●間違ったやり方の深呼吸
●ため息のしすぎ
●口呼吸

これらは、呼吸力を低下させるばかりか、
さまざまな体の不調の原因になってしまうことがあります。

呼吸をしている限り、肺は24時間３６５日休みなく働いています。

そして、外気が直接入る肺は、特に環境や生活習慣の影響を受けやすく、実年齢以上に機能が衰えてしまうことがあります。

ただ、体重などと違って、

「自分の呼吸（運動）の現状と実力」＝「呼吸力」

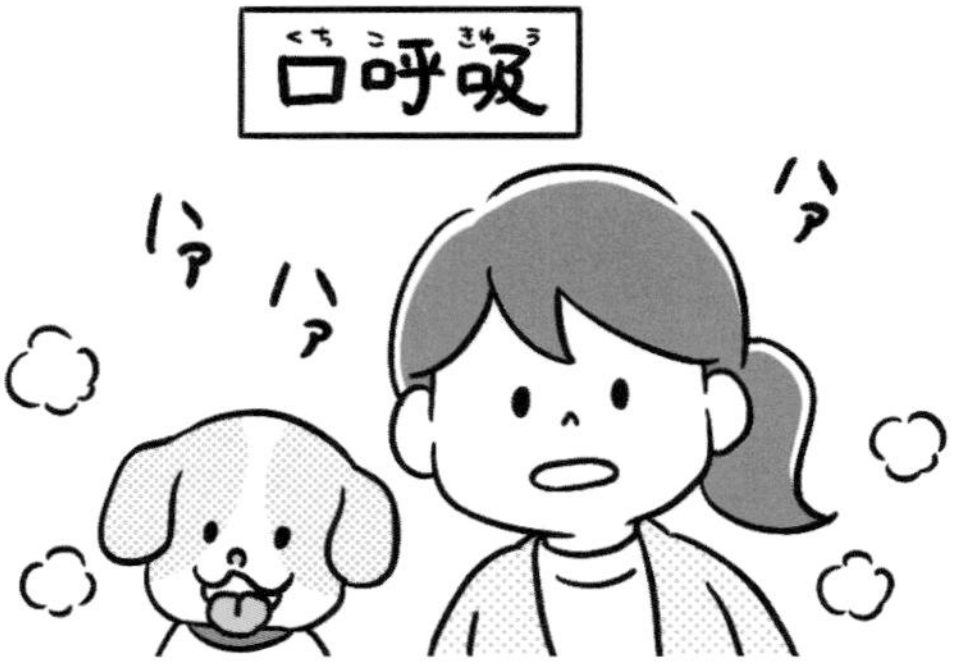

を知っている方は、なかなかいらっしゃらないのではないでしょうか。

そこで「呼吸力」を知るために、P28〜の簡単な質問で、今、ご自身の呼吸に潜んでいるかもしれない困りごとはないか、チェックしてみましょう。

その上で、ちょっとしたテストを行って、あなたの今の「呼吸力」レベルを確かめてみましょう！

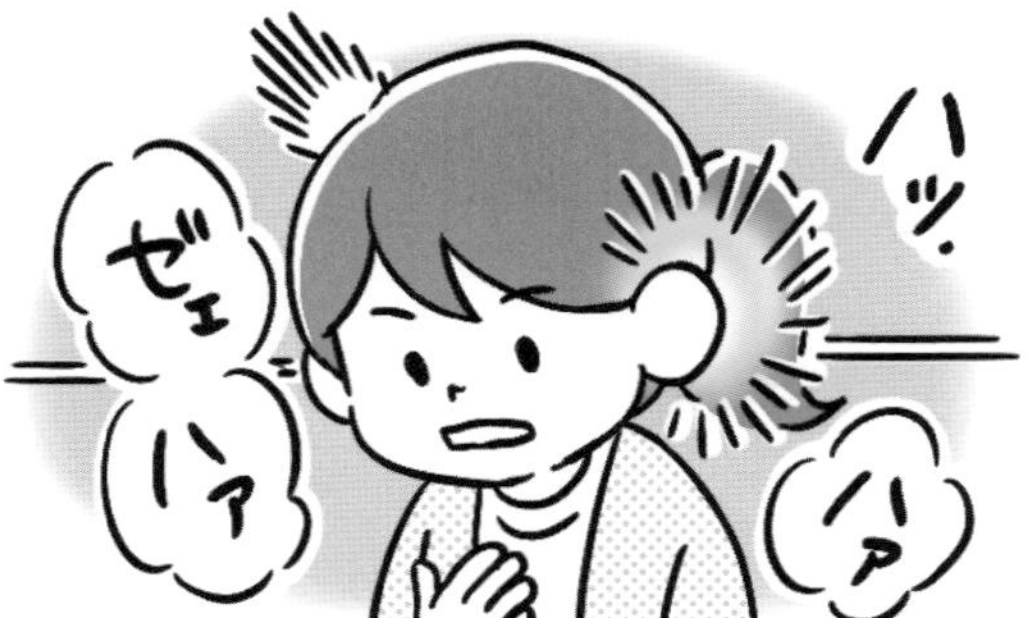

「肺のお疲れ度」チェック&肺年齢テスト

［あなたの肺はどれくらい疲れている？］

肺という器官は非常にがまん強く、4割の機能が失われても痛みや苦しみを訴えないことも。そのかわり、肺からのSOSは、動いたときに起こる呼吸の乱れといった形で表れます。

まずは、あなたの肺のお疲れ度をチェックしてみましょう。

≪「肺のお疲れ度」チェック≫

❶ 普段の生活で、息苦しさを感じるシーンにチェックを入れてください

- □ **少し急ぎ足で歩いているとき**
- □ **急いで着替えをしているとき**

- □シャンプーをしているとき
- □大きな声でしゃべっているとき
- □怒ったり、泣いたりしているとき

❷以下で当てはまる項目にもチェックを入れてください

- □気づくと口で呼吸している
- □スマホやパソコン作業で前かがみの姿勢が長い
- □ため息が多い

結果とお疲れ度

チェックのついた数	お疲れ度	評価
0	他のテストで問題がなければまずは大丈夫	合格！
❶のうち1つ以上	ややお疲れモード。チェックのついた数が多いほど深刻です	不安！
❷のうち1つ以上	呼吸力が低下しやすい状態です	不安！
❶❷のそれぞれで1つ以上	すでに肺が疲れていて、さらに低下しやすい状態です	危険！

［実年齢以上も珍しくない⁉「肺年齢テスト」］

肺のお疲れ度、いかがでしたか？　思ったより疲れているかも……と気になったなら、もう少し具体的な指標である「肺年齢」も確かめてみましょう。

実は肺年齢を知るときに重要なのは、空気をどれだけ吸えるかより、「1秒間にどれだけ息を吐き出せるか」。

ここでは家でも簡単にできる方法で、おおよその肺年齢を計測してみましょう。

《肺年齢テスト》

【用意するもの】ティッシュペーパー、食品用ラップの芯、メジャー

【肺年齢テストのやり方】

❶ティッシュペーパーを2枚丸めて、直径2㎝ほどの球を作りテープでとめる

❷長さ30㎝ほどの食品用ラップの芯に❶を入れる（吹く側に入れる）

❸ 立った姿勢で❷と床を平行にして「フーッ」と一息で飛ばす

❹ ティッシュペーパーの球が飛んだ距離を測る

結果と肺年齢

飛距離	肺年齢	評価
男 6m以上 女 4.2m以上	20〜30歳代	合格！
男 2〜6m 女 1.4〜4.2m	40〜60歳代	不安！※
男 2m以下 女 1.4m以下	もう一度測ってみても同じ結果ならば……肺に異常があるかもしれないので病院で検査を！	危険！

※実年齢と肺年齢に差がなければ「年齢相応」です。

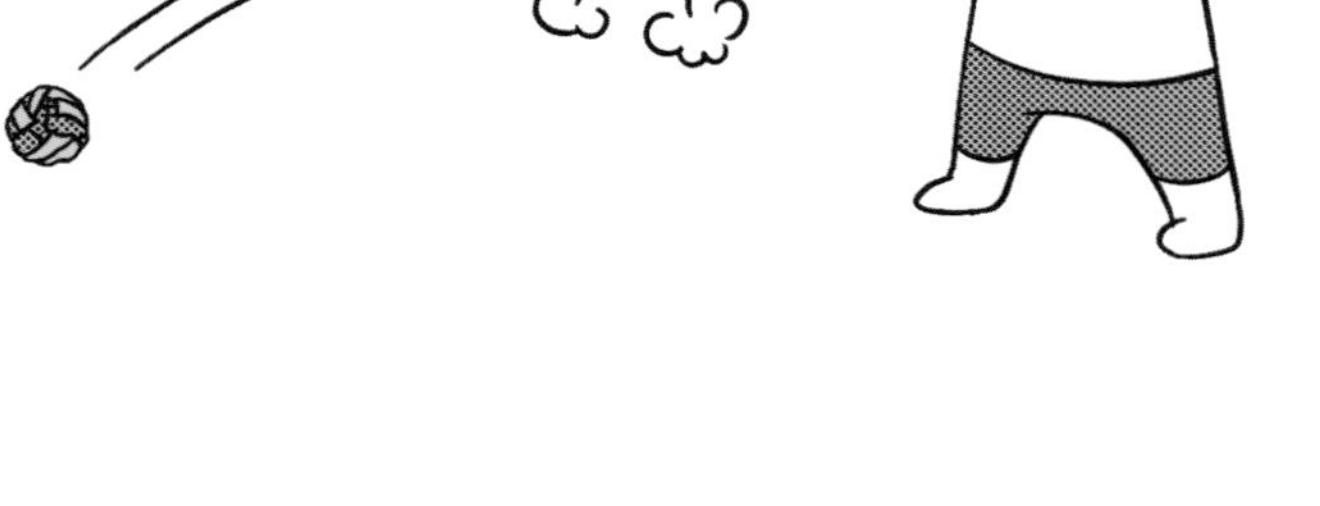

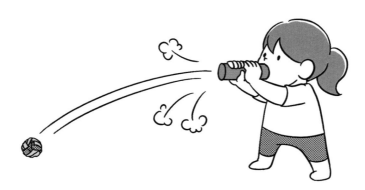

「呼吸しすぎ度」チェック&酸素保持力テスト

呼吸だって「やり過ぎ」はNG!
いい呼吸のカギは、酸素の〝ムダ遣い〟をしないこと

食べすぎて太るのを気にする人はたくさんいても、呼吸に適正な量や質があることに気づいている人はあまりいません。しかし現代人には、ストレスや不規則な生活から、安静時にも呼吸が速く浅くなる「呼吸過多」の人が増えています。

呼吸数は多ければいい——というものではなく、多くなるほど、酸素を取り込む効率は悪くなり、姿勢の悪さや慢性疲労、睡眠障害、肩こり・頭痛、冷え性、消化不良など、たくさんの不調を招く原因になります。

そこで、あなたが困った「呼吸過多」になっていないか、まずはチェックしてみましょう。もし、次に挙げた症状が1つでもあれば、要注意です。

《「呼吸しすぎ度」チェック》

【当てはまる症状をチェック】

- □激しい運動もしていないのに呼吸が苦しいことがある
- □静かにしていても自分の呼吸音が聞こえる
- □1分間の呼吸数が25回を超えている
- □あくびが多い
- □気づくと口で呼吸をしている
- □ため息が多いと指摘されることがある
- □口が少し開いていることが多い
- □呼吸するときに肩が上下する
- □呼吸するときにお腹も胸も動かない

結果と「呼吸過多」危険度

チェックのついた数	「呼吸過多」危険度	評価
0	他のテストで問題がなければまずは大丈夫	合格！
1つ以上	呼吸過多になっているか、呼吸が安定していない可能性があります	不安！

［せっかくの酸素、間違った呼吸でムダにしていない？］

呼吸過多の危険度、どれくらいでしたか？

思っていたより呼吸しすぎていた、という人も多いだろうと思います。

呼吸は、「速く浅く」より、「ゆっくり深い」ほうが理想なのです。

ゆっくり深い呼吸とは、体のすみずみまで「酸素」を行き渡らせることができる呼吸、とも言い換えられます。

体内の酸素保持力レベルが高い——つまり、体内に酸素を長く維持できるほど、自然な呼吸によって、体に酸素を運べているということなのです。

酸素保持力レベルを調べるのは、さほど難しいことではありません。

単純に、「長く息を止めていられるかどうか」で、ある程度のレベルがわかるからです。

ただ、注意点を一つだけ。

次にチャレンジしてもらいたい「酸素保持力テスト」は、日中に行うと、本来よりも低い結果になりがちです。

可能であれば、朝起きてすぐに行うことをおすすめします。

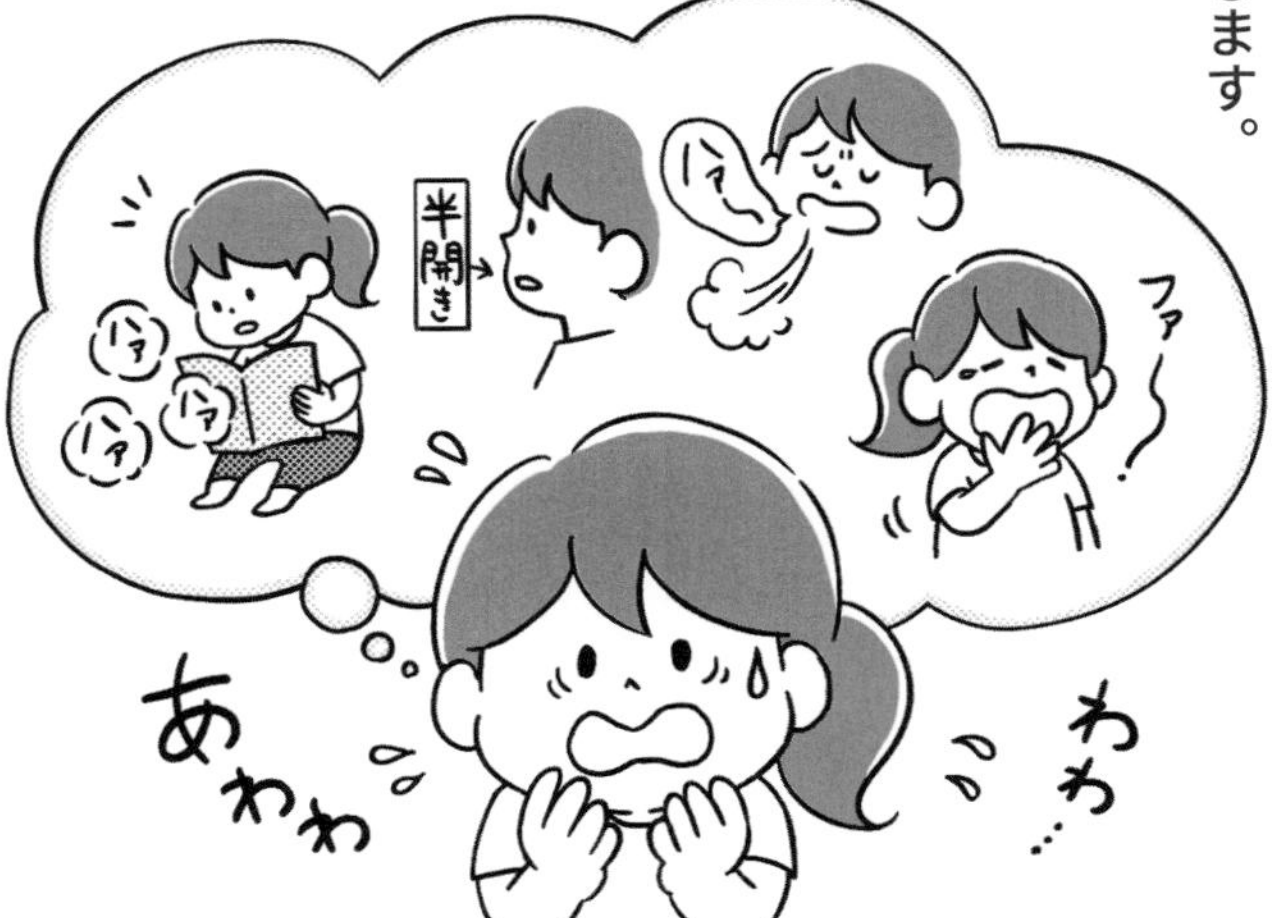

《酸素保持力テスト》

【用意するもの】ストップウオッチ

【方法】

❶鼻から普通に息を吸う（注：思い切り吸わないこと！）

❷小さく息を吐く

❸鼻をしっかりつまんで、計測スタート

❹「息をしたい」と自然に感じるまでの時間を測る（がまんしない）

唾《つば》を飲み込みたくなる、のど、首、肩、お腹の筋肉がビクビクし始めたら、脳からの呼吸命令を体が受け取ったサインです

❺鼻をつまんだ手を放し、鼻で呼吸を再開

※⑤のときに、息を大きく吸いたいと感じる場合は、息を止めすぎている証拠なので、呼吸を落ち着けてからもういちどやり直してください。

結果と体内酸素保持レベル

結果	普段の呼吸の特徴	評価
30～39秒	**【適正な範囲の呼吸】** 呼吸数が10～15回/分程度、 呼吸量は最小限	理想的！
20～29秒	**【呼吸過多ぎみ】** 呼吸数が15～20回/分程度、 呼吸量は中度	平均的！
10～19秒	**【呼吸過多】** 呼吸数が20～30回/分程度、呼吸量が多い 常に息苦しさを感じている： 鼻づまり、睡眠障害、いびき、倦怠感、 息切れ、ゼイゼイするなどの症状がある 口呼吸、胸が大きく動く、 呼吸音が聞こえるなど	不安！

〔パトリック・マキューン（2017）『トップアスリートが実践：人生が変わる最高の呼吸法』桜田直美訳，かんき出版，東京．より一部改変〕

※1：呼吸数と呼吸の深さを合わせたものが「呼吸量」です。なお、健康成人の安静時における平均的な呼吸数は16～20回/分、1回換気量（深さ）は400～500mLです。

column ❶

5年後、10年後を目標に
――「長生き呼吸」長続きのコツ

今、私は60代半ば。１００歳まではまだあるなと思いつつ、20年後、30年後の自分がどうなっているのかを想像するのは、なかなか難しいものです。

だから、いつも70代の先輩たちを見ています。

背筋をピンと伸ばした後ろ姿。

しっかりとした歩き方。

はきはきとした話し方。

5年後、10年後の自分もこうありたいと思える先輩方が、まわりに何人かいます。

とくに憧れるのは、「エイジシューター」の方たち。

ゴルフコース18ホールをすべてまわったとき、自分の年齢と同じかそれ以下のスコアで、ホールアウトしたプレイヤーをそう呼びます。

72以下で回るのがプロ。

素人であれば、スコア100を切るようになってようやくゴルファーと言えるでしょう。

私は今、1年間のうち80のスコアでまわれるのが1、2回くらい。つまり、エイジシューターとは、80歳でスコア80を切るくらいの腕前を持つ――そういう達人しかなれないわけです。

しかし、自分が80代になり、体力も筋力も衰えた状態で、現在のベスト時と同じように80のスコアを出せるか考えると、とても自信がありません。年とともに飛距離は確実に落ちます。

つまり健康で、体力があって、趣味を続けられる気力も経済力もある――。そういう人しかエイジシューターになれないのだから、憧れもしようというものです。
だから、私は彼らをよくよく見ています。

何を食べているのか。
どんな姿勢をしているのか。
どんなことにこだわっているのか。
どんな呼吸をしているのか。

いつも観察しています。
これはと思ったものは真似して取り入れます。
そして、先輩方に少しでも近づかんと、日々「長生き呼吸」に勤しんでいます。

Chapter 2

「長生き呼吸」の“いいところ”教えます！

呼吸をコントロールすること＝呼吸筋の動きをコントロールすること

呼吸に必要なものはなんでしょう？

もちろん「肺」です。私たちは肺を動かして、1日に2万回以上、息を吸ったり吐いたりしています。

しかし、実は肺は、自分で動くことができません！

肺には筋肉がないので自分で動くことができず、まわりにある筋肉に動かしてもらって、胸郭を広げたり、縮めたりしています。

肺の呼吸を助ける筋肉は、首から下腹部にかけて20以上あり、これを呼吸筋と呼びます。

なかでも、重要な役割を担っているのが

「横隔膜」と「肋間筋」の二大呼吸筋です。

息を吸うときの主力選手は横隔膜。ドーム上の形をしている横隔膜が収縮することで、肺を広げて息を吸わせます。

逆に息を吐くときは、横隔膜が弛緩し、肋間筋が胸郭を狭めることによって、肺が自然に縮んで息が吐き出されます。

普通の呼吸は、しっかり吸って、吐くのが受動的なのですが、

私の提唱する**「しっかりとした横隔膜呼吸」**は、

横隔膜が弛緩するとき、腹圧もかけ意識して吐き切って、吸うのが受動的！

ここに違いがあります。

「長生き呼吸」をスムーズなものにするためには、「横隔膜」と「肋間筋」にうまく動いてもらうことが大切なのです。

しかし、内臓に接する2つの筋肉。
一体どうすれば効率よく、鍛えることができるのでしょうか？
実は、「横隔膜」も「肋間筋」も、ジムなどで行ないういわゆる筋トレでは、鍛えることはできません。鍛える唯一の方法が「長生き呼吸」なのです。

もっと言えば、「長生き呼吸」を知って、呼吸をコントロールする方法を身につけると、自然と呼吸筋の動きをコントロールすることになる、ということなのです。

横隔膜と肋間筋

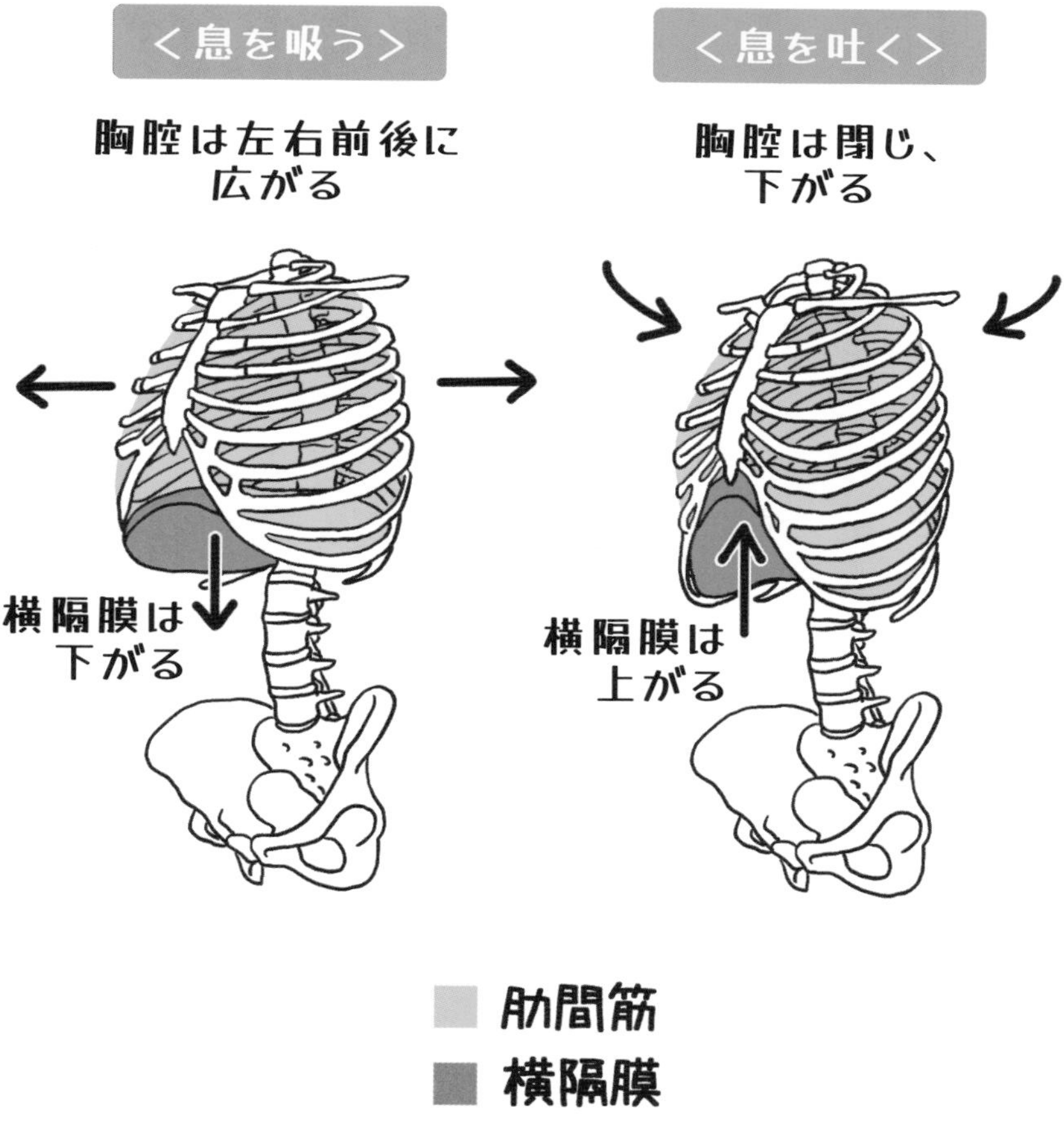

＜息を吸う＞
胸腔は左右前後に
広がる
横隔膜は
下がる
＜息を吐く＞
胸腔は閉じ、
下がる
横隔膜は
上がる
肋間筋
横隔膜

万能の呼吸法——しっかりとした「横隔膜呼吸」

「長生き呼吸」をすることで、二大呼吸筋をしっかり使う呼吸ができるようになると、みなさんの体と心にいいことがたくさん起こります。

私たちが行う呼吸の99％は「安静時呼吸」といい、横隔膜がゆったり上下して行なわれます。

これは、簡単に言えばリラックスしているときの呼吸のこと。

この呼吸に、横隔膜をしっかり使う呼吸——しっかりとした「横隔膜呼吸」を意識して取り入れると、いざ呼吸が乱れたときにも、速やかにもとに戻せるようになります。

つまり、息切れ知らずになるのです！

では、横隔膜を使った呼吸とは、どんな特別なものなのでしょう？

吸うときに胸とお腹がふくらんで、吐くときには胸とお腹がへこむ

……という呼吸です。普通ですよね。

日々、今よりほんのちょっと呼吸に意識を向けるだけで、誰にでもできます。

一方、二大呼吸筋の片割れ、肋間筋で行うのは、緊張したときに起こる呼吸です。

お腹を使った呼吸が横隔膜呼吸なら、胸を使った呼吸が肋間筋呼吸と言えます。

過剰に気構えたときに「肩に力が入る」といいますが、まさにそういったときの呼吸です。

横隔膜呼吸

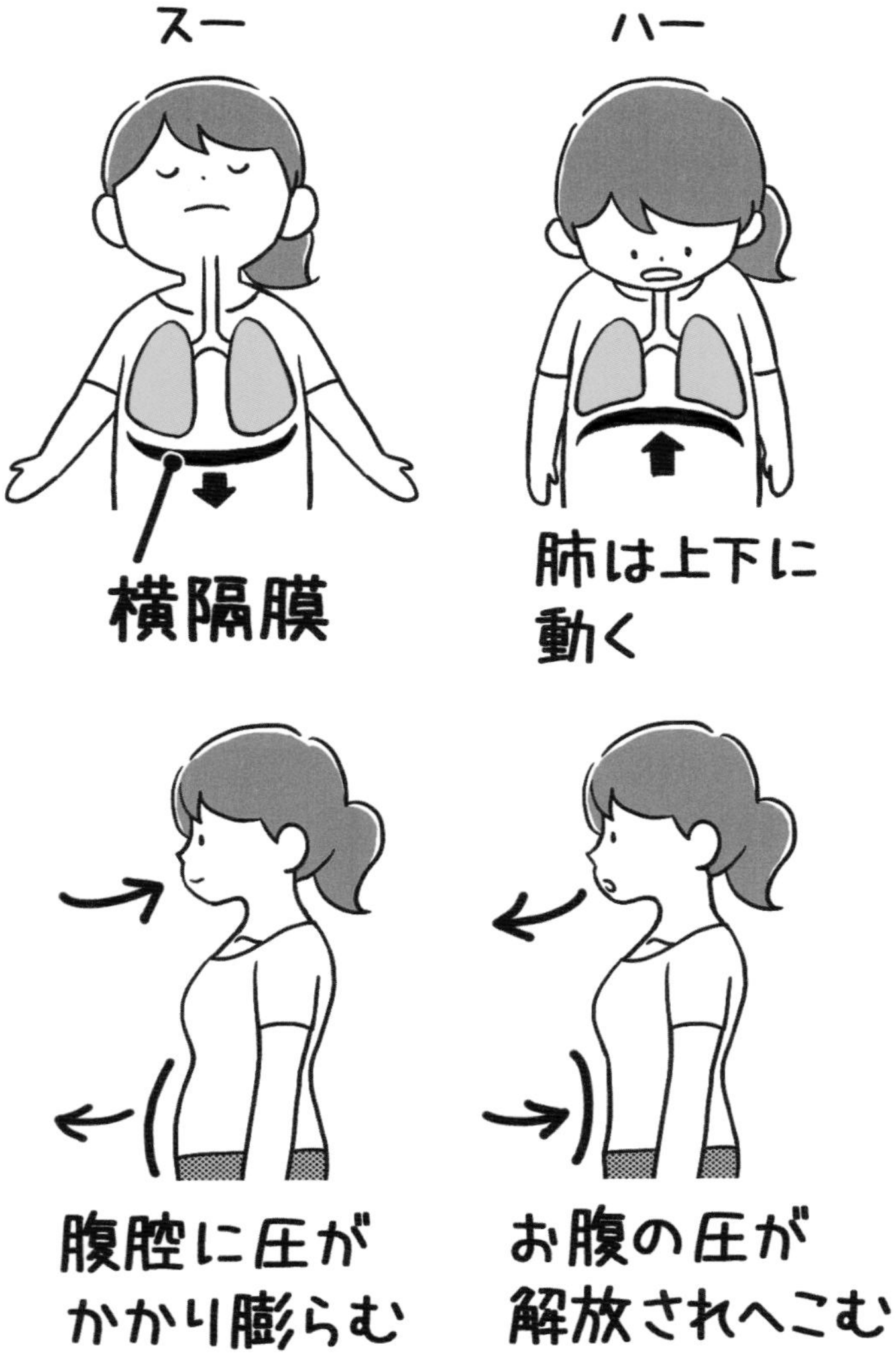

肋間筋呼吸

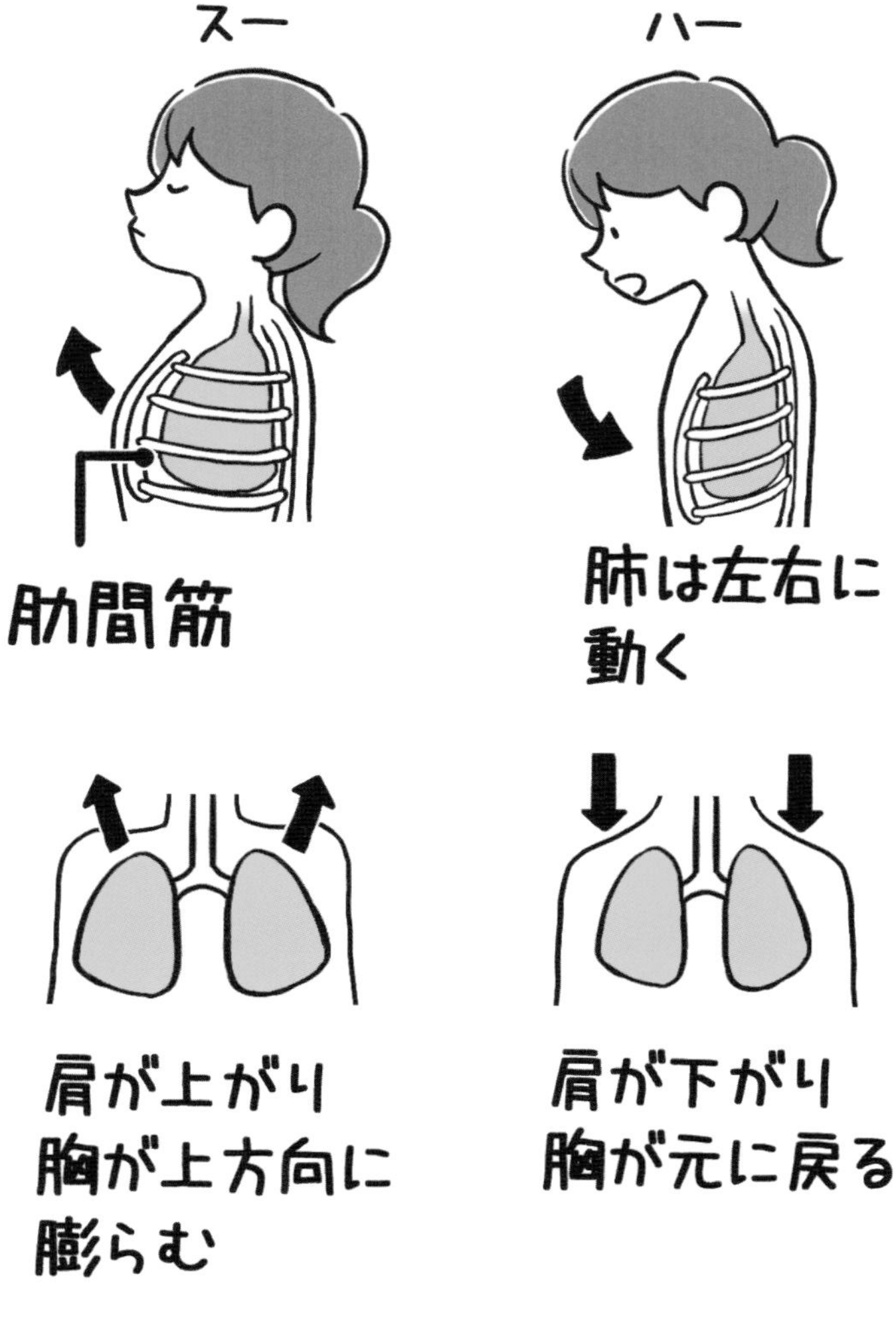
スー
ハー
肋間筋
肺は左右に
動く
肩が上がり
胸が上方向に
膨らむ
肩が下がり
胸が元に戻る

とくに、運動などをして酸欠状態になったとき、とにかくすばやく酸素を取り込めるのが、肋間筋呼吸（胸式呼吸）のいいところ。

主に、この二つの呼吸を使い分け、私たちは日々を生きているわけです。

どちらが「いい呼吸」「悪い呼吸」

というわけではありません。

私たちは意識して呼吸の仕方を変えない限り、

両方の呼吸を行っています。

ただ、私が横隔膜呼吸をおすすめするのは、一つには先にも言ったように、呼吸の99％が安静時呼吸であること。

そして、

横隔膜を十分に使った呼吸をすることで、

関連する呼吸筋もまた
しっかり動かすことができるようになる

からです。

「長生き呼吸」をするだけで、毎日、とても簡単に、呼吸に関連する20以上もの呼吸筋を効率よく、効果的に動かすことができるようになります。

すると……

体幹が安定し、
姿勢が良くなり、
疲れにくくなり、
自律神経が整って、
感情をコントロールできるようになり、

日々にもっともっと
幸せを感じられるようになります！

長生き呼吸のいいところ❶

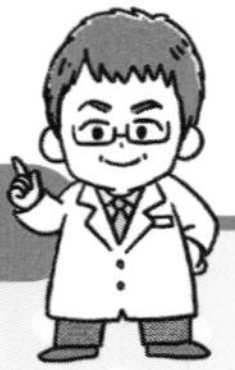

「最近、姿勢がいいね」と言われるように！

体幹が
良くなる

姿勢が
良くなる

引き締まる

息切れ
しない

なぜ「横隔膜」が重要なの？

「横隔膜」はその名前から膜のようなものを想像しがちですが、胸とお腹の間にある、ドーム状の形をした筋肉のこと。平均で、3〜5㎜の厚さがあります。脂肪や胸膜などを合わせると、2㎝にもなります。

1日2万回以上もの呼吸運動を支える筋肉なので、とても力持ちです。

焼き肉でいうサガリ（マッチョ）や、ハラミ（細マッチョ）に当たる部分で、膜というよりも、しっかりとしたお肉なのです。

呼吸によってこの横隔膜がしっかり使われることで、体幹が安定し、姿勢を良くすることができます。

横隔膜が動くことで一緒に動くすべての呼吸筋は、姿勢を保つための筋肉でもあり、さらにこれらの筋肉は、横隔膜を使った呼吸でこそ鍛えられるからです。

呼吸するだけで身も引き締まる!?

とくに、

- 腹圧を維持するインナーマッスルの腹横筋
- 背骨を支える脊柱起立筋

は、呼吸筋でありつつ、姿勢を保つためにも働いてくれる筋肉。

この部分がしっかり機能している人は、普段からの姿勢も良く、さらには長生き呼吸がしっかりとできているので、息切れもしません。

その他、腹横筋、多裂筋、骨盤底筋など、いずれも体の中にある筋肉は、横隔膜を動かした呼吸で鍛えるのが近道。

とくに腹部を腹巻きのように包む腹横筋は、呼吸でしか刺激できない部分です。

いわば自前の補正用ボディースーツ。

呼吸のたびに、こうした筋肉が使われ、エネルギーが代謝されるようになれば、たるんだ筋肉も引き締まり、姿勢も良くなるのです！

呼吸で鍛えることが可能な筋肉

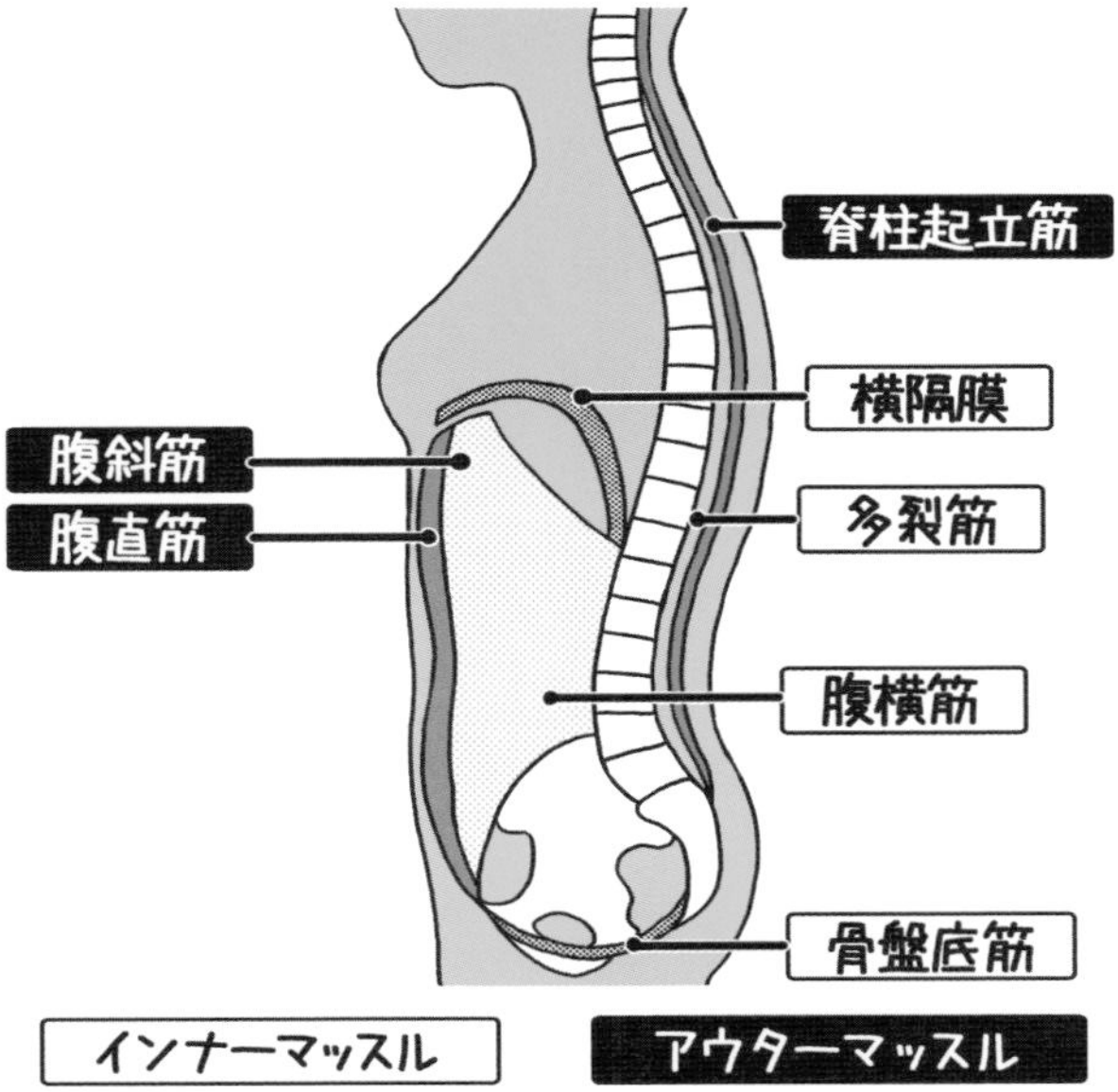

長生き呼吸のいいところ❷

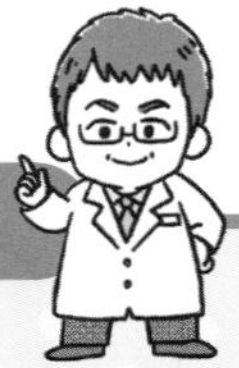

いろんな“お腹の問題”がみるみる改善!?

便秘解消

尿もれ改善

肩こり改善

頭痛改善

長生き呼吸で疲れにくい体を手に入れよう

長生き呼吸では、横隔膜が主役を務めます。

相手役は肋間筋。

さらにわき役として、腹筋群や骨盤底筋群などの呼吸筋が一緒に動いて、呼吸を助けてくれるのです。

力持ちの横隔膜ですが、動きはごくシンプルな上下運動だけ。

そのため酸素消費量も少なく済み、その分、全身への酸素供給量が増えます。

全身の酸素量が足りていれば、呼吸数も少なくて済む。

その結果、体も疲れにくくなる。

こんな好循環が生まれます。つまり、

「長生き呼吸」はとてもコスパのよい呼吸法
ということです。

この呼吸がもたらす大きな効果の一つが、「腹腔内の圧力」を上げてくれること。

一体どういうことなのか、わかりやすく解説してみましょう。


息を吸うと、横隔膜が引き下げられ、胃や肝臓などの臓器を収容している腹腔に圧がかかります。


同時に、骨盤底筋群が内臓を押し返すことで、腹圧が生み出されます。

この腹圧は、排便や出産のときに重要な役割を果たすもの。

呼吸によって適度な腹圧が維持されると、便秘が改善されたり、血圧が下がったりといった効果をもたらすのです。

腹圧を適度に保つことで体幹が安定し、骨盤底筋もしっかり機能！

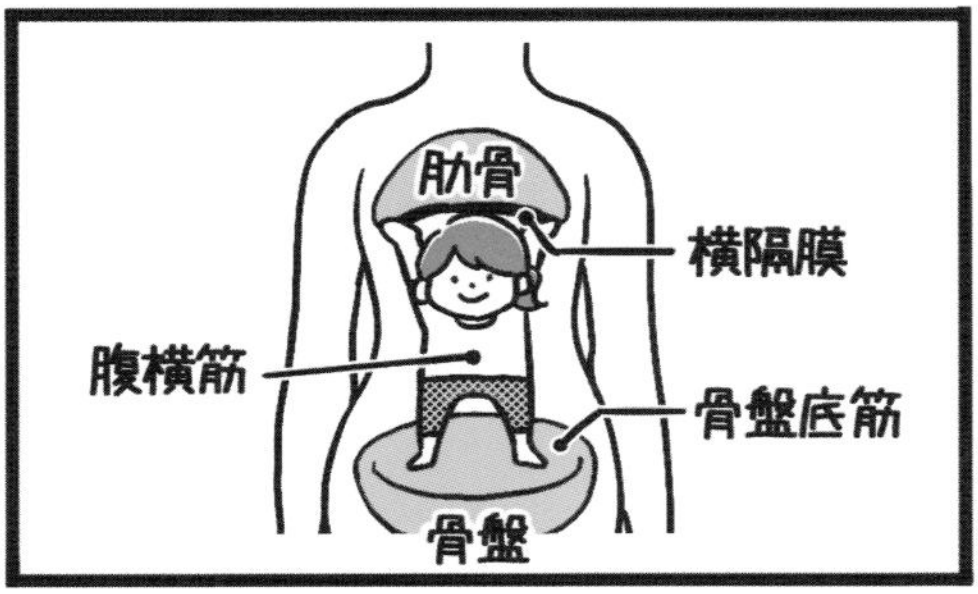

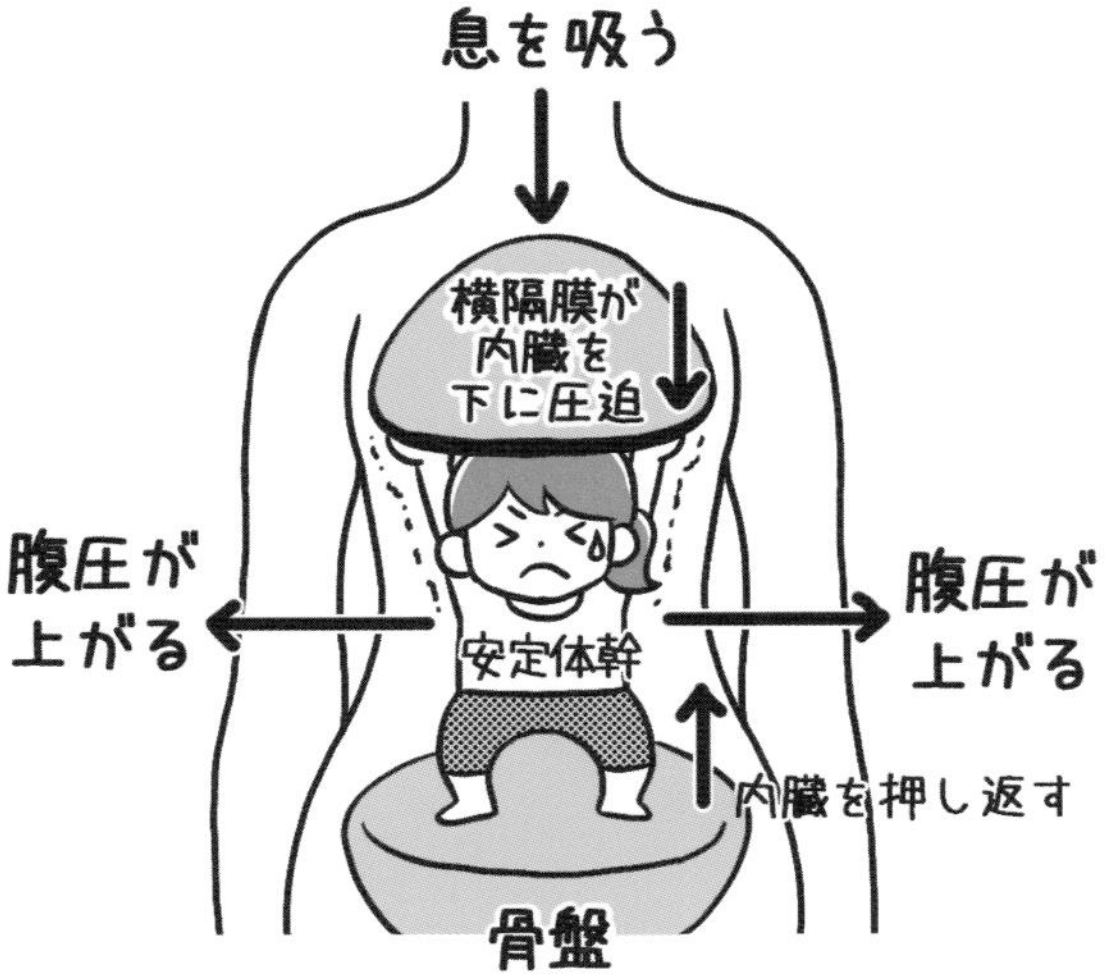

腹腔内圧が上がれば
お腹周りは360度膨らむ

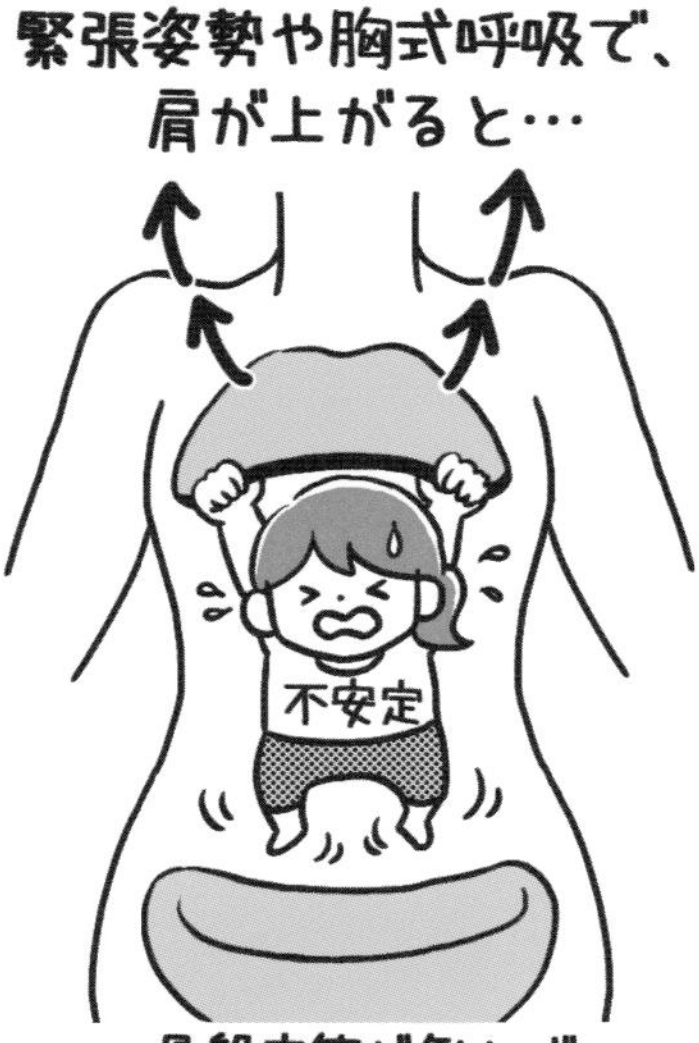

骨盤底筋が働かず
血流低下

呼吸を助ける骨盤底筋を鍛えるストレッチで、尿もれ知らずに！

ちなみに骨盤底筋は、女性の子宮・膣、膀胱、尿道、直腸といった臓器を、ハンモックのように支える筋肉のこと。

別名、ハンモック筋と呼ばれます。

横隔膜を使った呼吸がうまくできない人は、ハンモック筋も動かすことができず、かたまってしまいます。

ハンモック筋には尿道や肛門を引き締める役割があるため、ここが硬くなってしまうと、尿もれなどの原因になるのです。

骨盤底筋群の筋力は、加齢や運動不足、出産で低下するほか、猫背で長時間イスに座っているだけでもどんどん硬くなってしまいます。

尿もれなどで悩む方はとくに、骨盤底筋を動かすストレッチや、長生き呼吸の実践を意識するのがおすすめです。

また、Chapter3でご紹介する、ハンモック筋のストレッチを含め、長生き呼吸を身につけるためのストレッチをすることで、体のさまざまな不調がよくなっていくのもうれしいところ。

肩こりや頭痛に悩まれている人など、ストレッチを続け、長生き呼吸を身に付けていくうちに、自然と改善されていきます。

長生き呼吸のいいところ❸

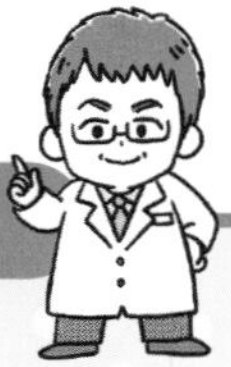

自律神経が整って、イライラ知らずに！

気持ちが
落ち着く

冷え性が
なくなる

よく眠れる

血圧が
下がる

自律神経のバランスが大事

横隔膜には、自律神経がたくさん集まっています。

自律神経は基本的に、自分の意思でコントロールすることはできません。

呼吸はもちろん、体温や血圧、心拍、消化、代謝など、私たちの知らぬところで24時間働き続けています。しかし、

唯一、「呼吸」を通してだけ、自律神経を整えることができる

と言われているのです。

自律神経の働きには二つの側面があります。

一つは、昼間や、体や脳が活動しているときに活発になる「交感神経」。

もう一つは、夜や、リラックスしているときに活発になる「副交感神経」。


二つのバランスが取れていれば、心身ともによい状態を維持できます。

現代人には副交感神経への切り替えスイッチが必要！

ところが、現代の私たちのまわりには、ストレスになる要因だらけ。

たとえば、今や老若男女、みんなが手にしているスマホ。スマホからは、高速道路で事故が起きたとか、誰それが病気をしたとか、自分には直接関係のない情報がバンバン入ってきます。

何気なくテレビを見ているだけでも、このサプリメントを飲んだら足腰の痛みがなくなるとか、何歳までにいくら貯金しないと老後が心配とか、不安をこれでもかと煽ってきます。

いらない情報が、あちらのほうから私たちを追いかけてきて、常に新しい情報を知っていなければならない強迫観念にかられてしまう……。

そんなストレスフルな状況が、日常になっているのです。

これは言い換えると、

交感神経のスイッチが入りっぱなしの状態。

ストレスのせいで興奮状態が続き、睡眠の質も低下しますし、体調不良も長引いてしまいます。

だから私たちは今、

自分をリラックスさせて、

交感神経から副交感神経へと

上手にスイッチを切り替える方法を知る必要があります。

そして、

自律神経のバランスを整える唯一の方法が「呼吸」

です。

横隔膜を積極的に動かすことで、自律神経の束を刺激し、副交感神経を優位にして、心身を安定した状態に導きます。

「肩の力を抜く」「腹を据える」という言葉があるように、緊張や興奮を鎮め冷静になるために、横隔膜をしっかりと使う「長生き呼吸」は大切なのです。

自律神経の働き

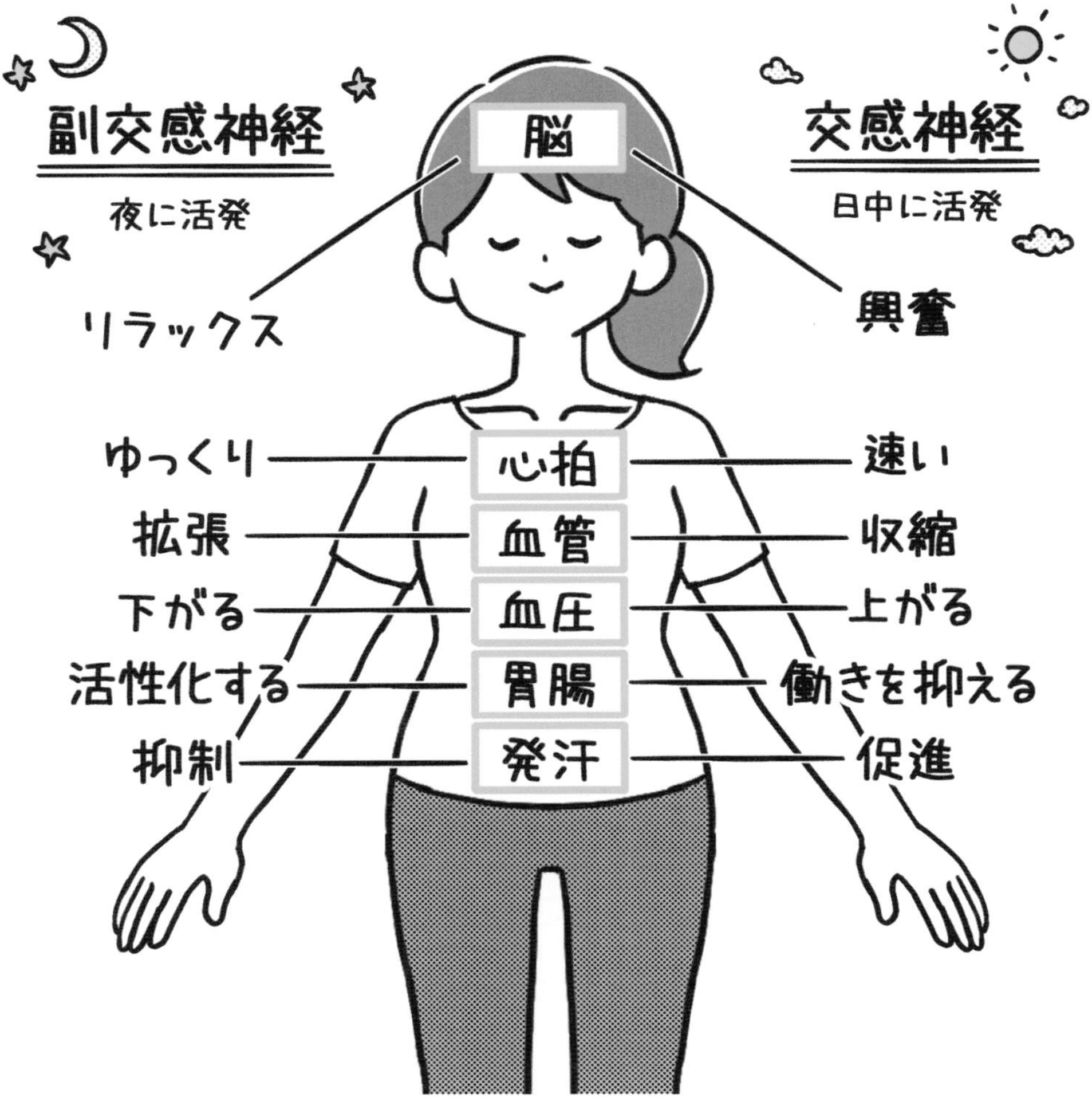
副交感神経
夜に活発
交感神経
日中に活発
脳
リラックス
興奮
心拍
ゆっくり
速い
血管
拡張
収縮
血圧
下がる
上がる
胃腸
活性化する
働きを抑える
発汗
抑制
促進

長生き呼吸のいいところ④

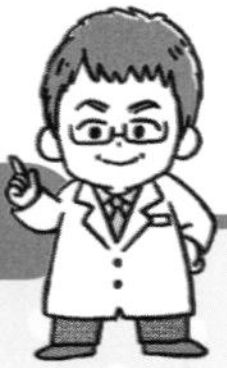

「感情」も呼吸でコントロールできる！

心が
落ち着く

幸せな瞬間
が増える

視野が
広くなる

怒りが
すっと消える

人にやさしく
できる

呼吸法を変えるだけで、幸せホルモンがどんどん増える！

深く、ゆったりとした呼吸は、副交感神経を優位にします。つまり、リラックスして心が落ち着いた状況を作りだすということ。

でも、それだけにとどまりません。

深いゆっくりとした呼吸——つまり、

「長生き呼吸」は、セロトニンなどの脳内ホルモン、いわゆる「幸せホルモン」の分泌を促すのです。

セロトニンは、あなたに「癒し」を与えてくれます。

「幸せホルモン」のお話は、プロローグでも少し触れましたね。

なんだかちょっとほっとするな、と感じたとき、みなさんの脳内で分泌されているのが、セロトニンなどの脳内ホルモンです。

つまり、これら「幸せホルモン」を、どんどん放出させることができたら、毎日がもっともっと幸せに満ちあふれたものになる！

そのための一番いい方法が「長生き呼吸」なのだ——というお話をしました。

規則正しい呼吸で、心も体もリラックスできる仕組みとは

たとえば、ゴルフのコースで最初の一打を打とうとするとき、とても緊張します。

「いいショットを打ちたい」と思うし、仲間たちの視線が集中していることをひしひしと感じるからです。

手に汗をかいたり、足が震えたり、頭が真っ白になったりします。

このとき活発になっているのは「交感神経」。

ドーパミンやノルアドレナリンといった、攻撃的情動に向かうホルモンが暴走状態です。これを抑えるには脳に、セロトニンの分泌を促さないといけません。

なぜなら、ホルモンの暴走をおさえ、自律神経のバランスが整うようにするため。精神状態の安定を取り戻すためです。

セロトニンは、太陽の光を30分浴びたり、リズミカルに体を動かしたりすることで、分泌量が増えるといわれています。

「一定のリズムを刻む」という点では、「規則正しい呼吸」も条件にぴったり。

実際、私が会場医療責任者を務めた２０２０年東京オリンピック・パラリンピック競技大会では、アスリートたちが競技の前に、ゆっくり息を吐いている様子をよく見かけました。

競技の内容にもよりますが、試合中はともかく、試合前の過剰に緊張した状態から、ほどよい緊張に戻すために、ゆったりした呼吸法を取り入れて、セロトニンの分泌を促していたのです。

呼吸で「怒り」も上手にコントロールしよう

歳をとって怒りっぽくなったな……。

そう感じることはありませんか。

やはり体力だって落ちてくるし、当たり前にできていたことが、できなくなる場合もあります。ガマンがきかなかったり、ちょっとのことでイライラしたり、そうなるのも仕方がないことです。


怒りの感情もまた、ホルモンに左右されます。

強い怒りを感じたとき、私たちの脳内では、アドレナリンやノルアドレナリンなどのホルモンがたくさん分泌されています。

とくにノルアドレナリンは、別名「怒りのホルモン」といわれるほど。

カッとしたとき、ドバっと分泌され、血圧までグンと上げてしまうのです。

こういうときこそ、長生き呼吸。
息を吸って、少しだけ止めて、
ゆっくりとすべてを吐ききる。
これをくり返します。

この呼吸が、幸せホルモンであるセロトニンを、脳内に分泌されるように促してくれます。

怒っているとき、自律神経はノルアドレナリンの影響で、交感神経のほうが活発になっています。緊張状態です。

ここに、深くてゆっくりした長生き呼吸をくり返すことで、セロトニンの分泌を増やしていきます。すると、副交感神経へとスイッチが切り替わり、次第に気持ちが落ち着いてきて、怒りも自然と消えていくのです。

実際、以前であれば、エレベーター待ちの長い列にひっかかろうものなら、「チッ」なんて内心思っていた私も、長生き呼吸を身につけた今となっては、

「お先にどうぞ」

とジェントルマンな振る舞いまで、できるくらいに変わりました。

イラッとしても長生き呼吸をすると、心が落ち着き、まわりが見えるようになって、いろいろなことに目が届くようになるのです。

このように、呼吸とホルモンは密接につながっています。
だから呼吸は、私たちの感情とも深いつながりがあるということ。

感情のコントロールは、
呼吸のコントロールに左右される

のです。

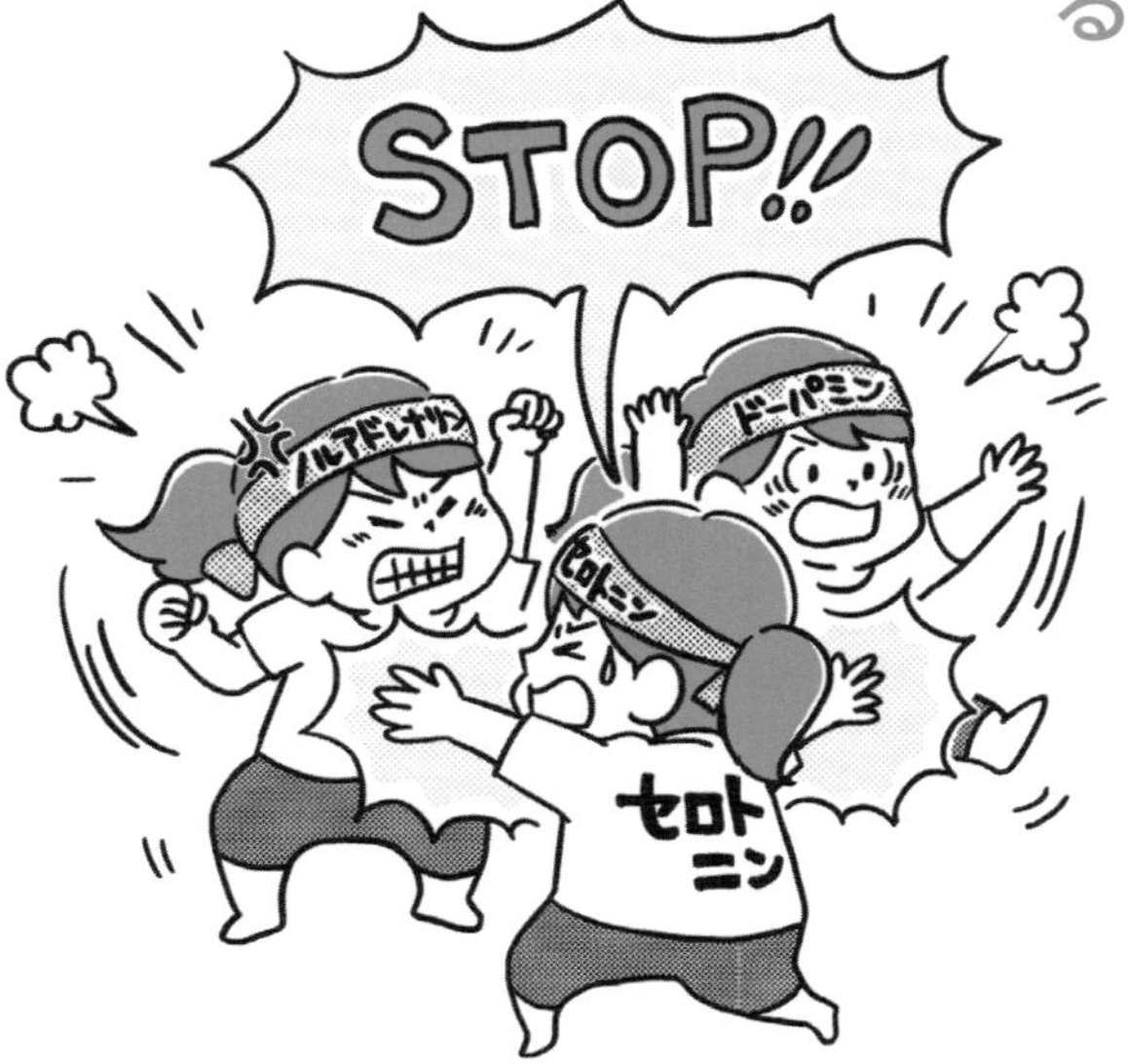

スキマ時間を活用して「長生き呼吸」をクセにしよう！

深くゆっくりした呼吸——いわゆる「長生き呼吸」ですが、

「効果があるから絶対やらなくては！」

と、無理に意気込まなくても大丈夫。やらなくてはならないこと、になってしまうと、それはそれでストレスになってしまいかねません。

理想はクセにしてしまうこと。

そもそも呼吸は無意識にやるものですから、いつもの呼吸がいつの間にか長生き呼吸に切り替わっていた——そんなふうになるのが一番です。

毎日の生活の中、探せば呼吸ができる「スキマ時間」がたくさん見つかります。スキマ時間を活用して、何度も長生き呼吸をくり返していると、自ずと呼吸筋が鍛えられていきます。

もちろん最初は、意識して呼吸してみてください。

エレベーターを待っているとき。信号待ちをしているとき。

意識して長生き呼吸をしてみてください。

しっかりと使われるようになった呼吸筋が、深くゆっくりした呼吸を助けてくれるようになります。横隔膜や肋間筋、骨盤底筋が正しい動き方を覚えて、長生き呼吸を実践してくれるようになります。

そこまできたらこっちのものです！

さらに手っ取り早く長生き呼吸が身につくように、Ｃｈａｐｔｅｒ３では長生き呼吸に欠かせない呼吸筋を鍛えるストレッチもご紹介していきます。

column 2

尿もれ解消効果に期待！

——呼吸を補助してくれる「骨盤底筋」を鍛える

加齢とともに、多くの人が悩まされるのが、尿もれです。

「いやいや、まだそんな年じゃないし……」と油断していると、ある日、突然の尿もれにびっくり、なんてことになりかねません。どんな年代の方であっても、男性でも女性でも、40代を過ぎたあたりからはとくに、予防を兼ねて骨盤底筋を鍛えておくことをおすすめします。

そのためのストレッチをP98〜101に紹介したので、ぜひ参考にしてください。

もっとも、女性は長年、生理と付き合ってきた経験から、尿もれ用のパッドを利用するなどといった対策を取ることに、さほどハードルはないかもしれません。

抵抗感があるとしたら、むしろそうした下の対策に慣れていない男性のほうでしょうか。

男性にだって、もちろん尿もれの悩みはあります。

尿道が女性よりも長いことから、もれそうになったとき咄嗟《とっさ》にブレーキをかけることができる場合もありますが、毎回そううまくはいかないでしょう。

しっかり骨盤底筋を鍛えて、いざというときに備えましょう。


実は最近、気づいたことがあります。

尿をするとき、立ってするか、座ってするか——。

男性たちにとっては論争にもなり得る重大テーマですが、私はというと「座ってする派」です。

しかし、ここ4、5年、座ったままで終わらせてしまうと、ほんの少し尿が残る気がするのです。その証拠に、最後に立ち上

column 2

尿もれ解消効果に期待！

――呼吸を補助してくれる「骨盤底筋」を鍛える

がってみると、少しだけ残ったものが出てくることがあります。

きっと人体は、座ってするより、立ってするほうが、尿が出やすいのではないか。

もしかしたら、それは女性も同じなのでは？

――などと考えているのですが、さてどうなのでしょう。

そして、たとえそうであったとしても、トイレをきれいに使うためには、やはり座って済ませるほうが良いのでしょうか。

Chapter 3

Let's 「長生き呼吸」ストレッチ！

「長生き呼吸」ストレッチを始めよう！

いよいよ「長生き呼吸」の実践です！

1日の呼吸数は2万回以上、多ければ3万回近くにもなります。

もし、このすべてを正しい呼吸に変えられたら、どれだけの変化があるでしょう。

これから紹介する呼吸や体のエクササイズは、実際に私の患者さんや周囲の人たち、何より私自身が、効果を実感したものばかり。

正しくできれば、効果はきちんと出ます！

まずは、あなたが「これならできる！」と思ったものから始めてください。

「長生き呼吸」ストレッチを もっと効果的にする3つのポイント

ポイント❶

「長生き呼吸」は健康な体づくりの基本。
日常生活でも
“深くゆっくりした呼吸”を心がけよう。

ポイント❷

まずは「気持ちがいい」と感じた
ストレッチを続けましょう。
肩や腰に痛みを感じたら、無理せずに。

ポイント❸

ストレッチは“1分間”が目安。
スキマ時間を利用して、
やれるだけやってみよう。

「長生き呼吸」ストレッチの基本 1

基本の立ち方

長生き呼吸をスムーズに行うためには、ゆがみのない体が大切！ まずは、ストレッチの基本となる「立ち方」をマスターしましょう。

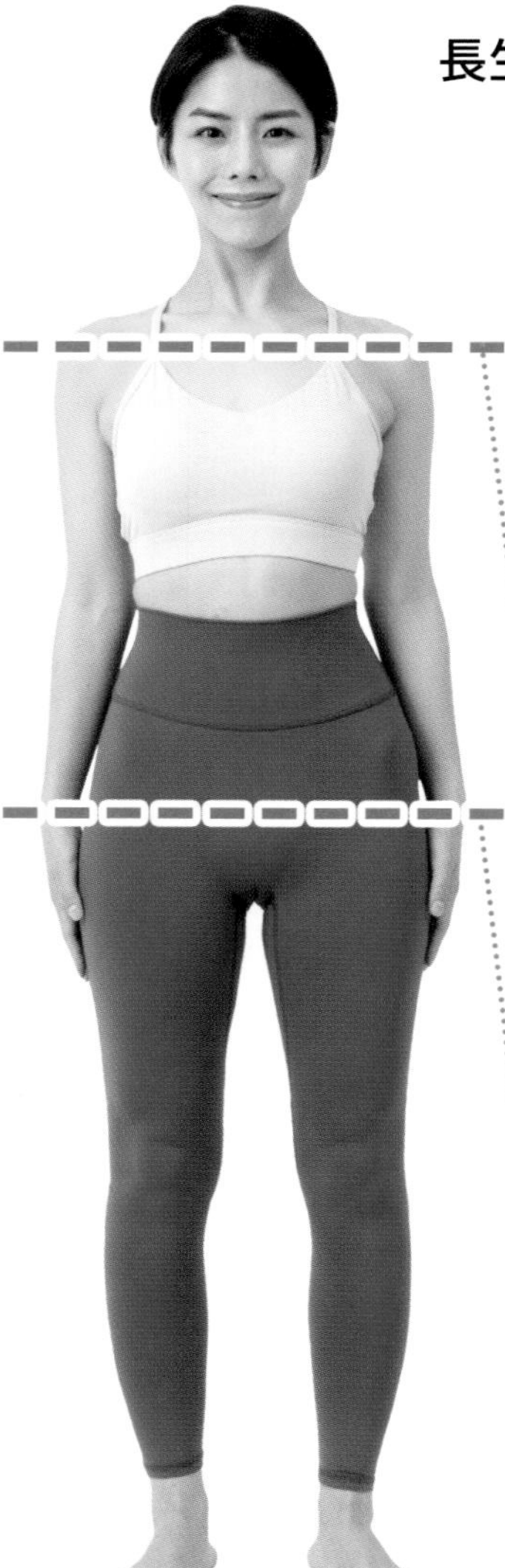

1 足は肩幅に開き、両腕は自然に脇に垂らす

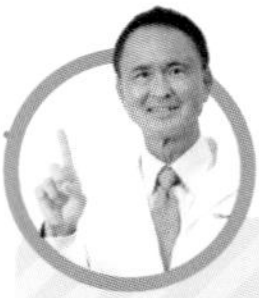

check!

どちらかの肩が下がっていない？

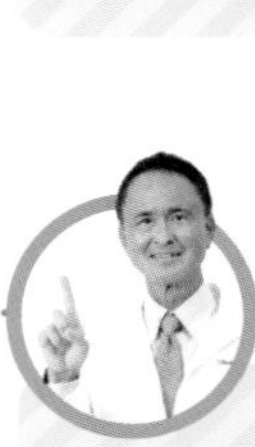

check!

体重が片足に偏っていない？

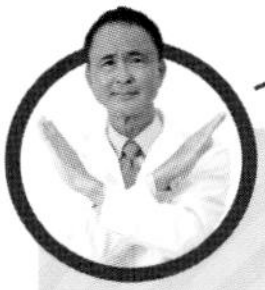

NG!

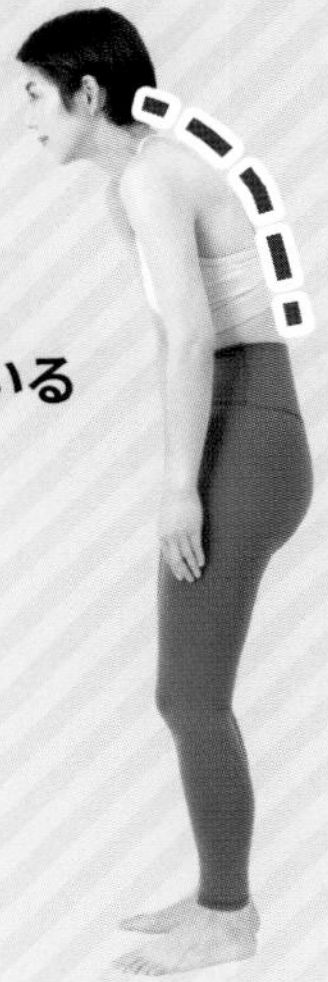

**猫背に
なっている**

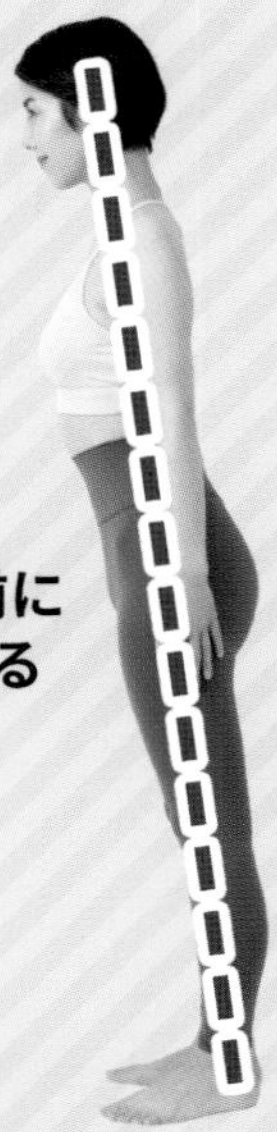

**体重が前に
偏っている**

2 耳→肩→膝→くるぶしまでを結ぶ線が、床と90度になるように立つ

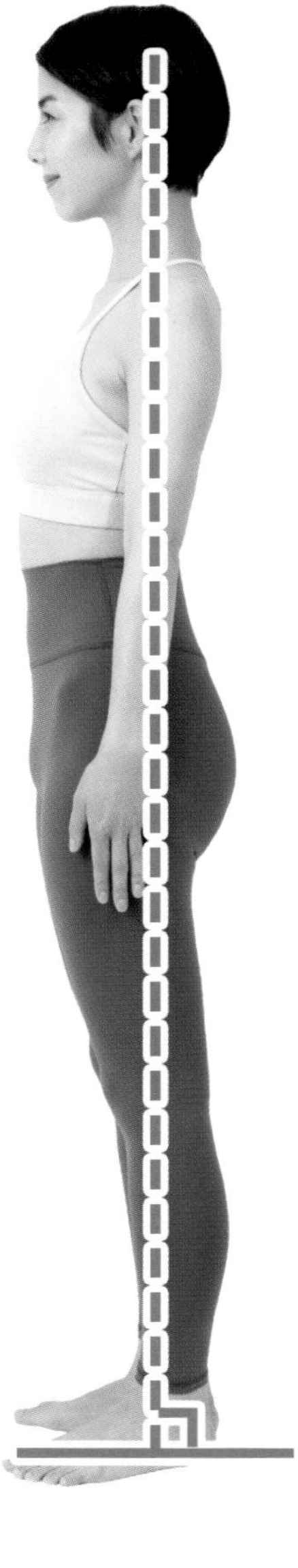

「長生き呼吸」ストレッチの基本 2

基本の座り方

実はとても年齢が表れるのが、何気ない日々の座り方。
ゆがんだ座り方は、浅い呼吸の原因にもなっています。
正しい姿勢を取り戻すことも、長生きの秘訣なのです！

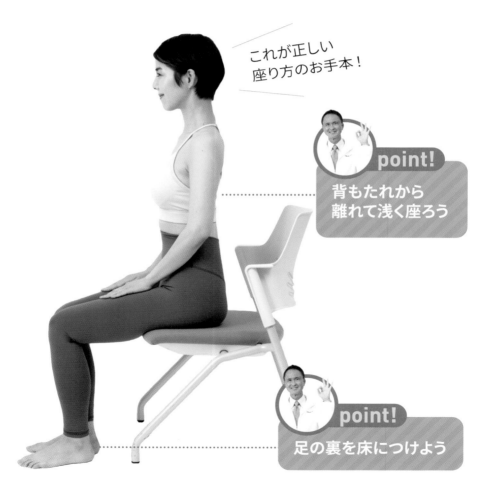

これが正しい
座り方のお手本！
point!
背もたれから
離れて浅く座ろう
point!
足の裏を床につけよう

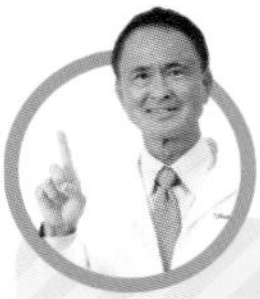

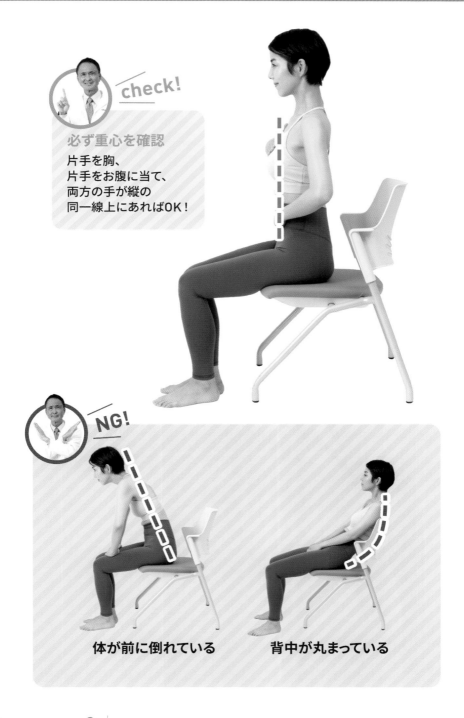

check!

必ず重心を確認

片手を胸、
片手をお腹に当て、
両方の手が縦の
同一線上にあればOK！

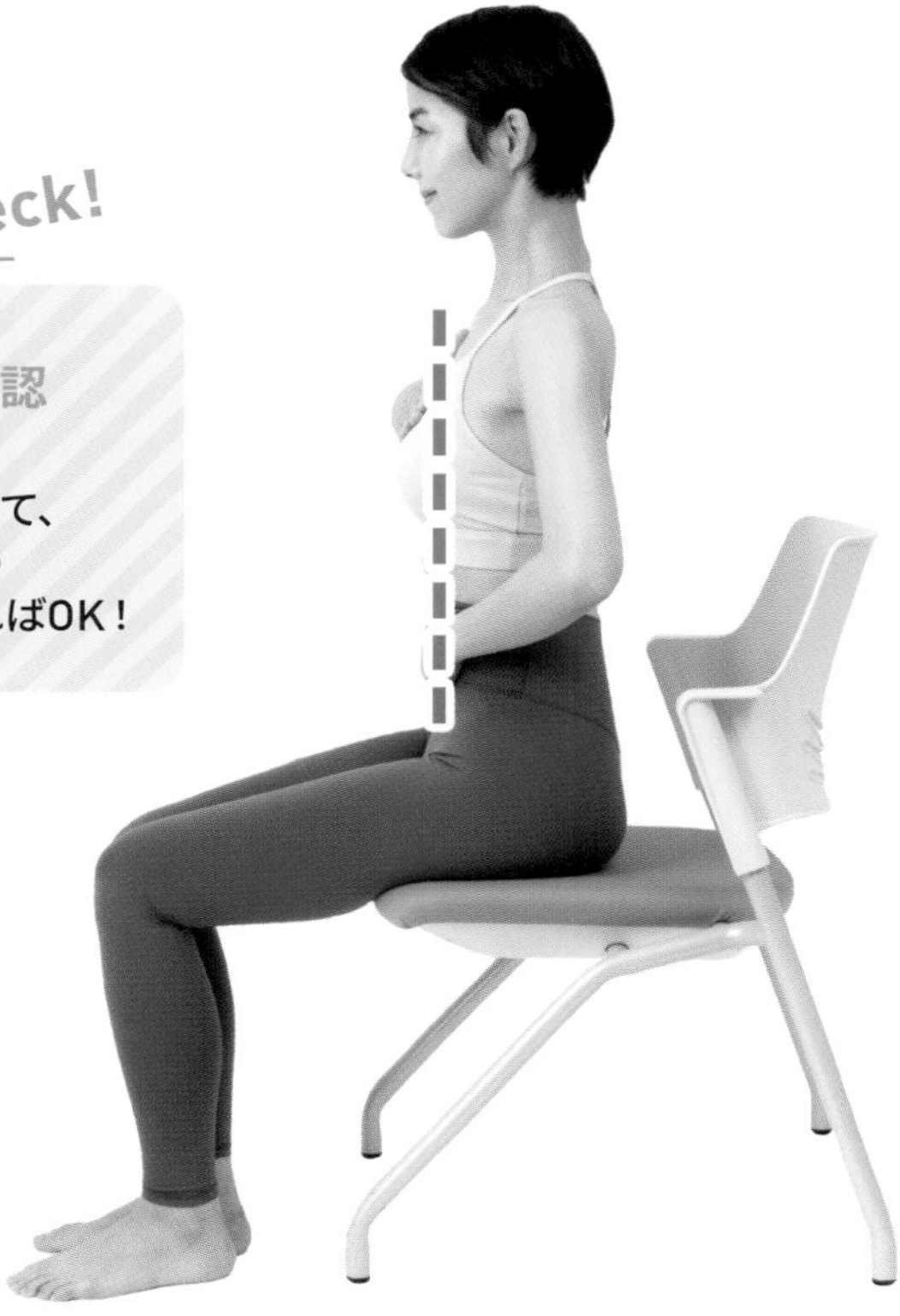

NG!

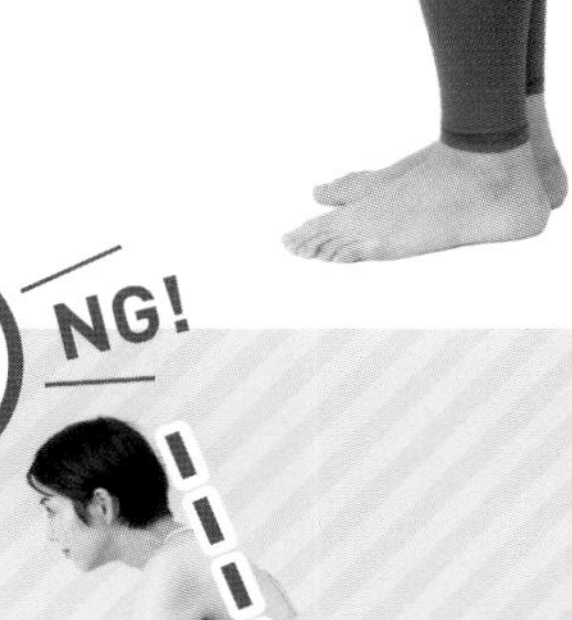

体が前に倒れている

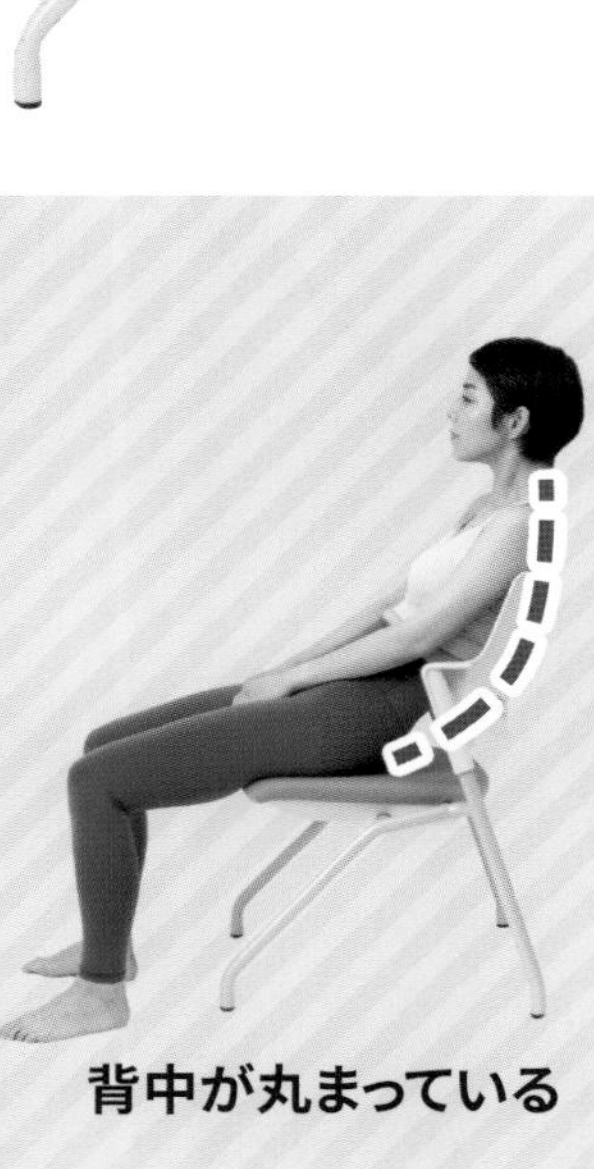

背中が丸まっている

「長生き呼吸」❶

基本の呼吸法 1

——横隔膜を動かして、呼吸力アップ！

楽しく長生きするために、
真っ先にマスターしたいのが
この呼吸法。
シンプルだけど、
自然と横隔膜が動かされ、
肺機能と呼吸力が
抜群にアップします！

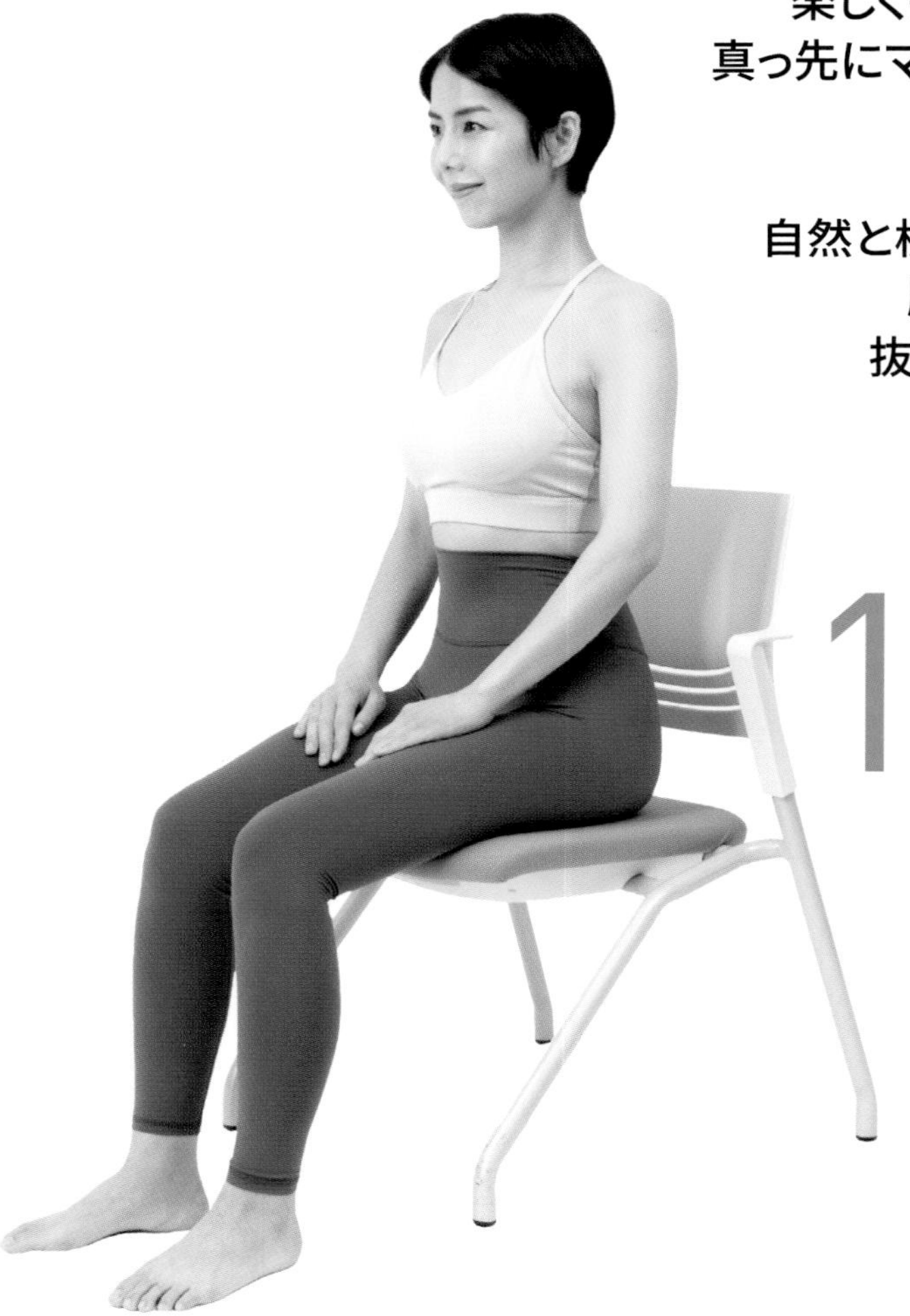

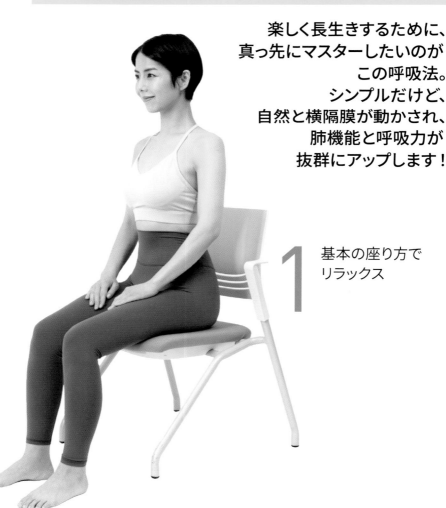

1 基本の座り方で
リラックス

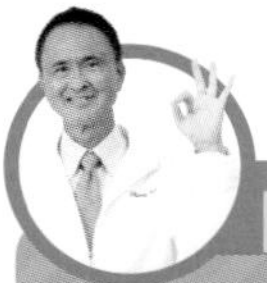

point!

息を吐ききろう

吐ききれば、空気は自然と体内に入ってきます。

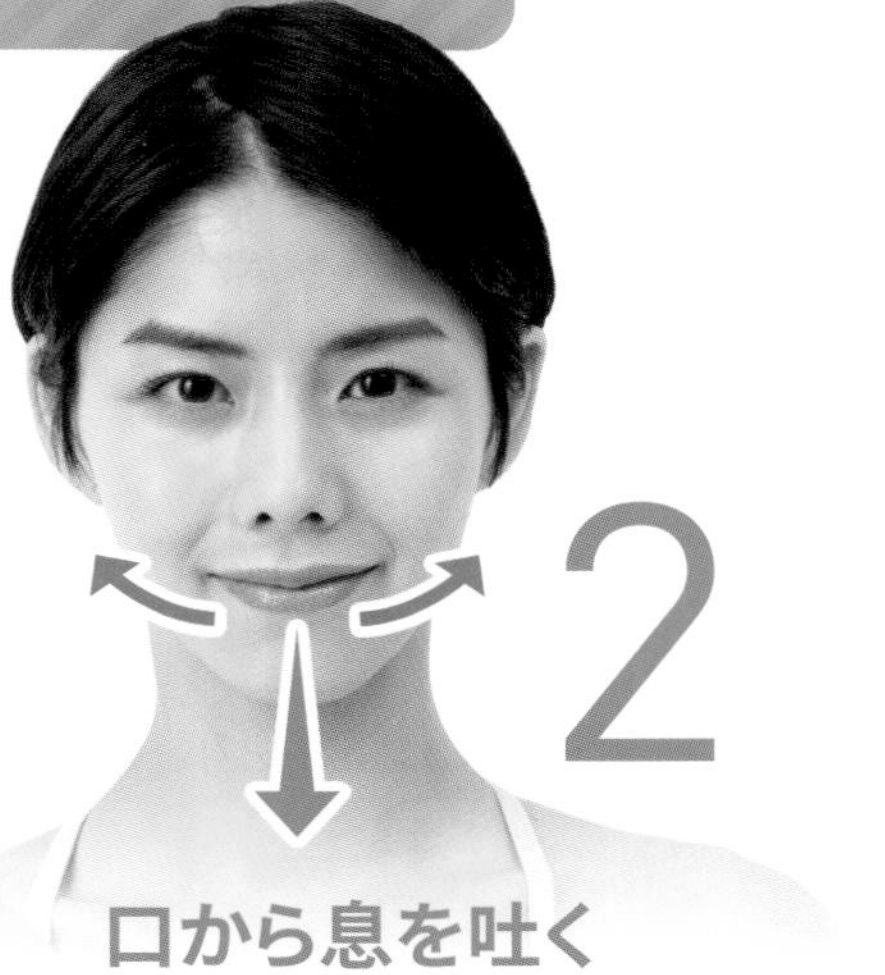

2

口から息を吐く 10秒〜15秒

口をやや横に広げ、
唇を薄く開いた状態で、
ゆっくり吐く。
吐ききったところから、
さらに吐く

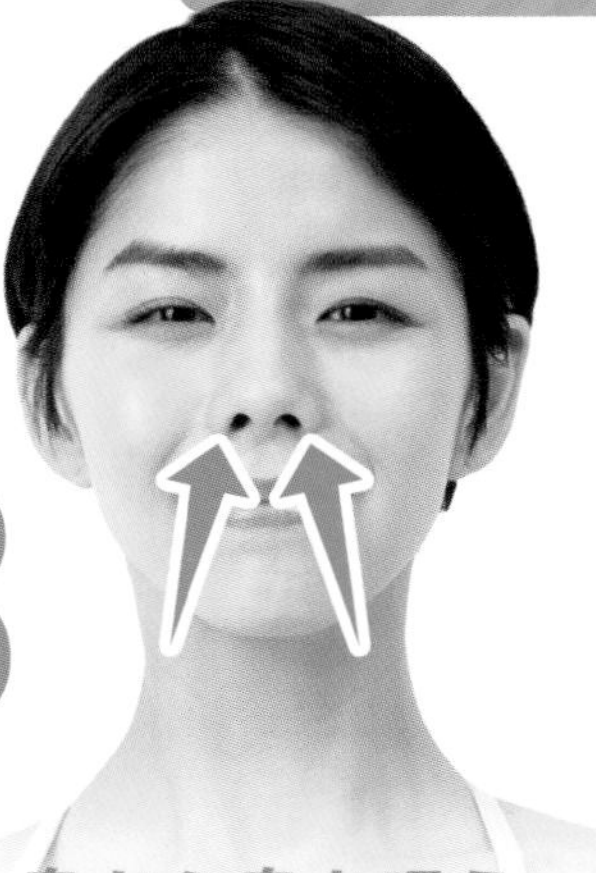

3

鼻から息を吸う 5秒

息を吐ききったあと、
自然と入ってくる空気を
ゆっくり吸う

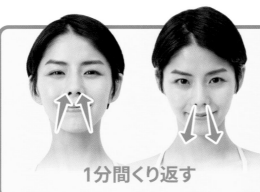

1分間くり返す

応用編

慣れてきたら、
鼻から息を
吐いてみよう。
横隔膜が
さらに動いて、
呼吸力アップ！

「長生き呼吸」②

基本の呼吸法２

――体のすみずみまで酸素がいきわたる！正しい深呼吸

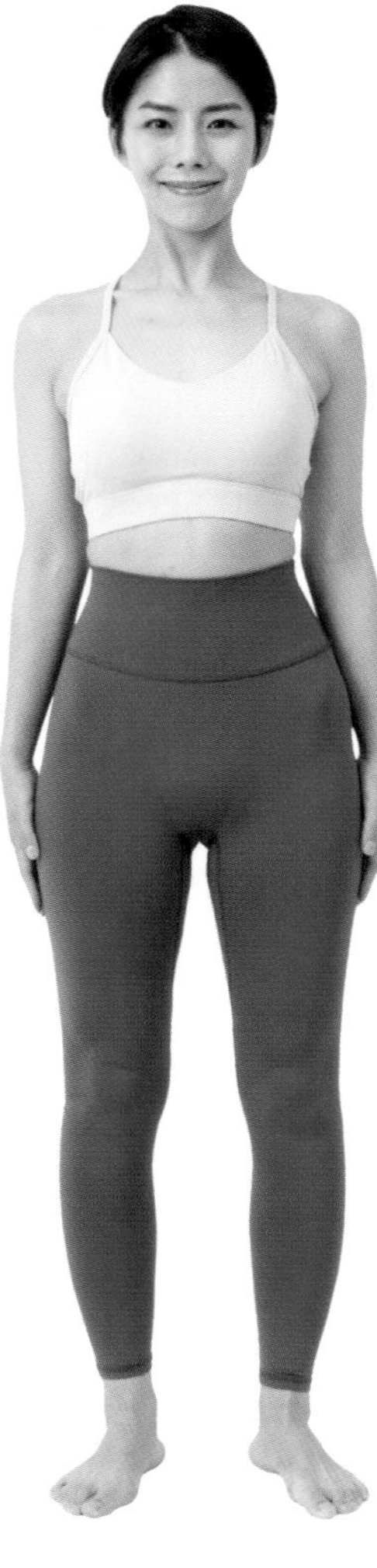

基本の呼吸法１（p88）より、
少々ハードなこの深イイ深呼吸。
普段の呼吸にプラスアルファして、
信号や電車、レジなど、ちょっとした
「待っている！」という
時間にぜひどうぞ！
ギュッとお腹を締めることで、
引き締め効果や「くびれ」も
期待できます！

1 基本の立ち方で
リラックス

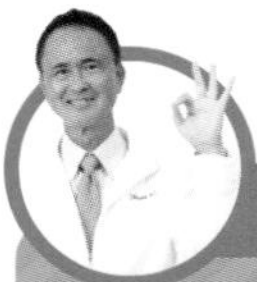

point!

最初に1秒吸う

いきなり吐くのは難しい。勢いをつけるために軽く吸ってから吐く。

3

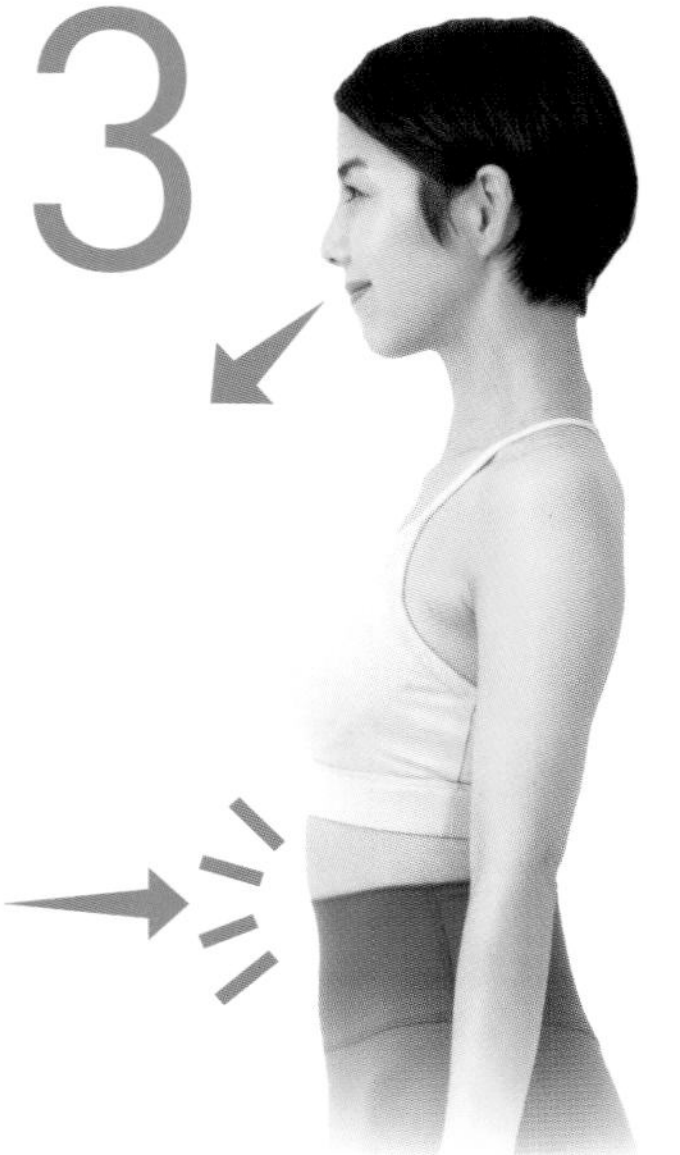

お腹を締める
5秒

フウッとダメ押しで一発吐き、
ギュッと5秒お腹を締める

2

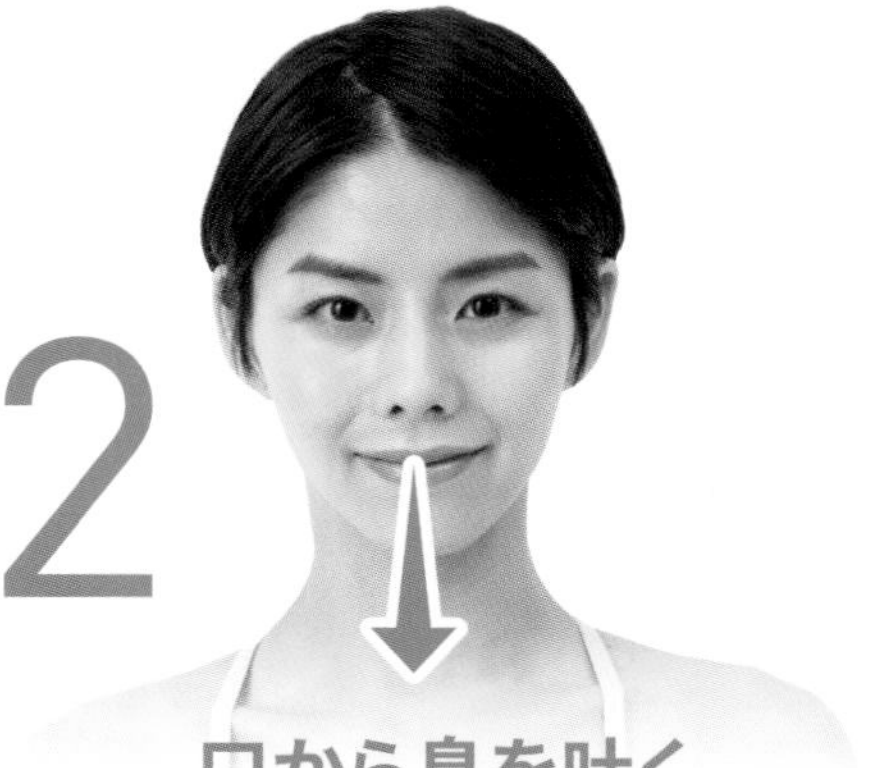

口から息を吐く
10秒

口からヒューッと吐く

応用編

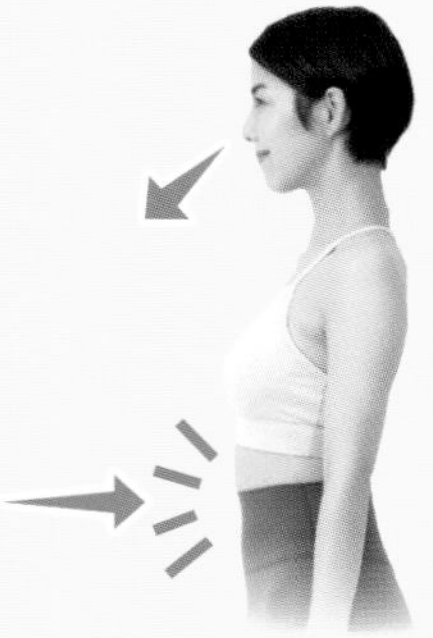

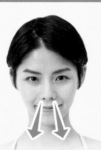

お腹を締める
5秒

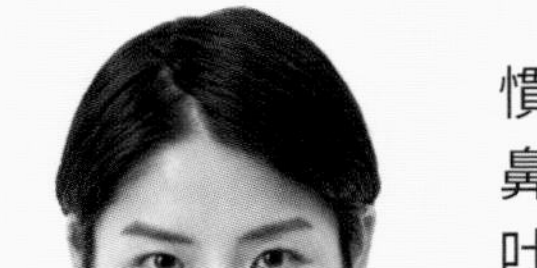

鼻から
息を吐く
5秒

慣れてきたら、
鼻から息を
吐いてみよう。
鼻からヌーッと
5秒吐く。
フンッとダメ押し
で一発吐いて、
ギュッと5秒
お腹を締める

「長生き呼吸」ストレッチ ❶

わきほぐしストレッチ

——肋間筋をよく伸ばそう

正しい呼吸法を覚えたら、
次は、呼吸に使う筋肉を
ほぐしていきましょう。
加齢や運動不足で
硬くなった筋肉を、
ストレッチでやわらかくすれば、
もっと楽に、そして効果的に、
長生き呼吸を続けられます。

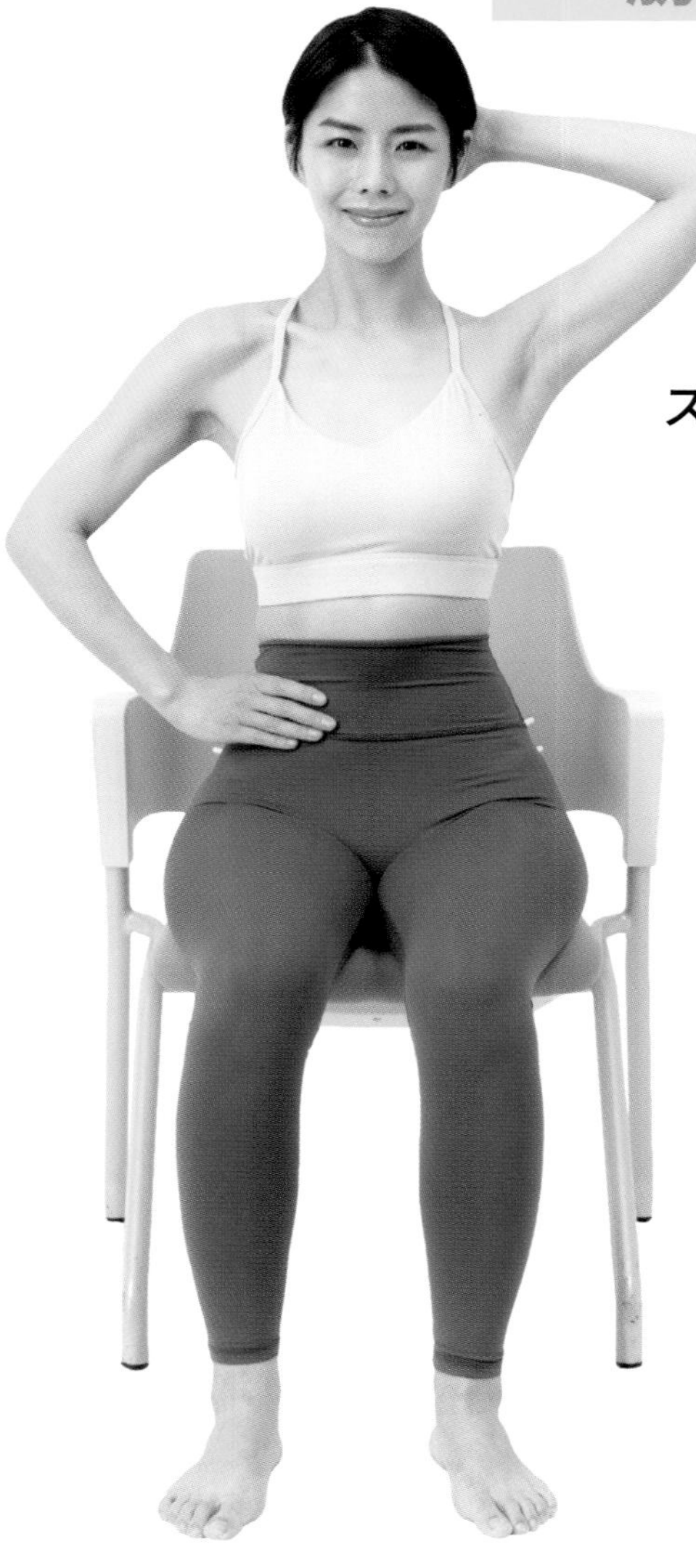

1 左手を横に上げて、
手のひらを
後頭部につける

ひじを上げる。
息をゆっくり吐きながら、左側面を伸ばすようにして、
上半身を右に倒していく。
少し息を止めたら、もとの姿勢にゆっくり戻す。
同じように右側も伸ばす

2

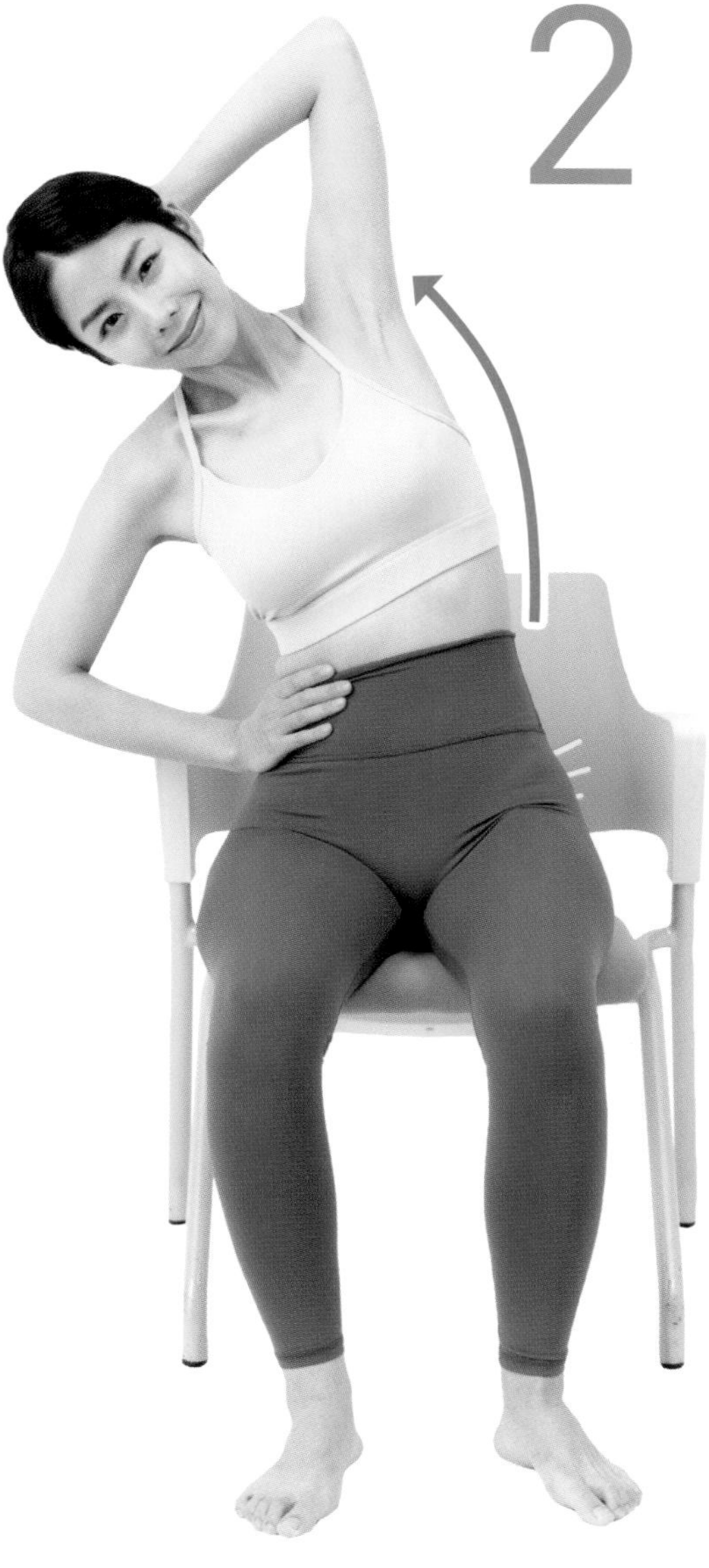

「長生き呼吸」ストレッチ ❷

肩ほぐしストレッチ

——肩甲骨まわりをやわらかく

**長生き呼吸には、肩甲骨のやわらかさがとても大事！
無理なく、気持ちよく、筋肉をほぐせば、
効果はもっともっとアップします。**

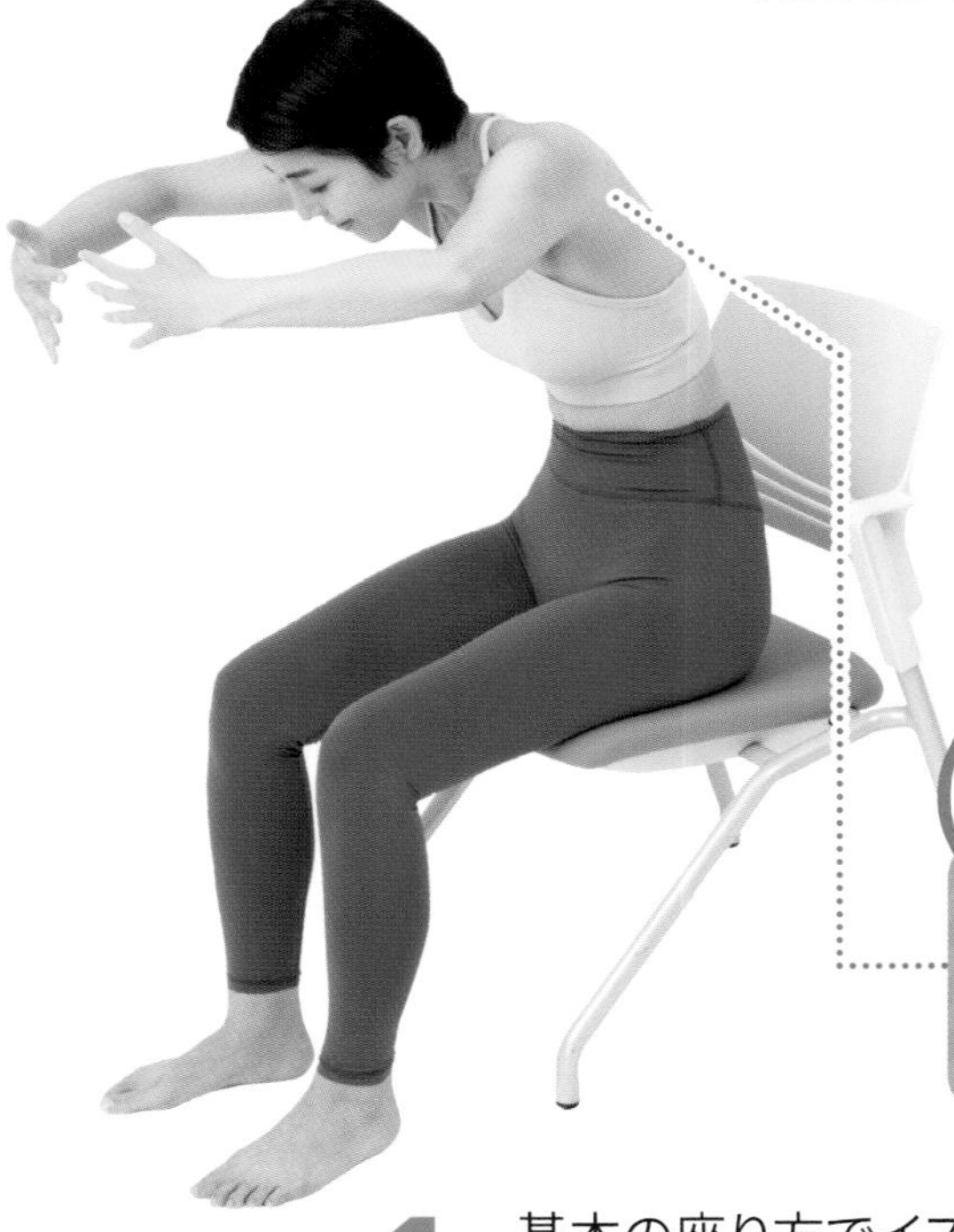

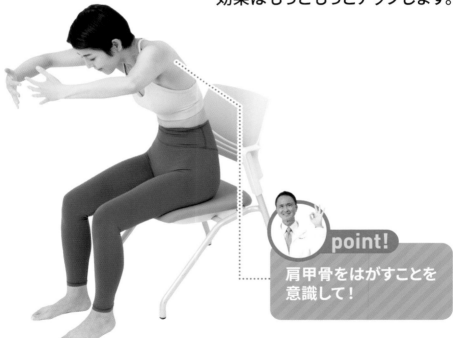

point!

肩甲骨をはがすことを意識して！

1 基本の座り方でイスに座ったら、
息を吐きながら、
背中を丸め、太い木を抱くように
両腕で輪を作る。
5秒したら、もとの姿勢に戻す

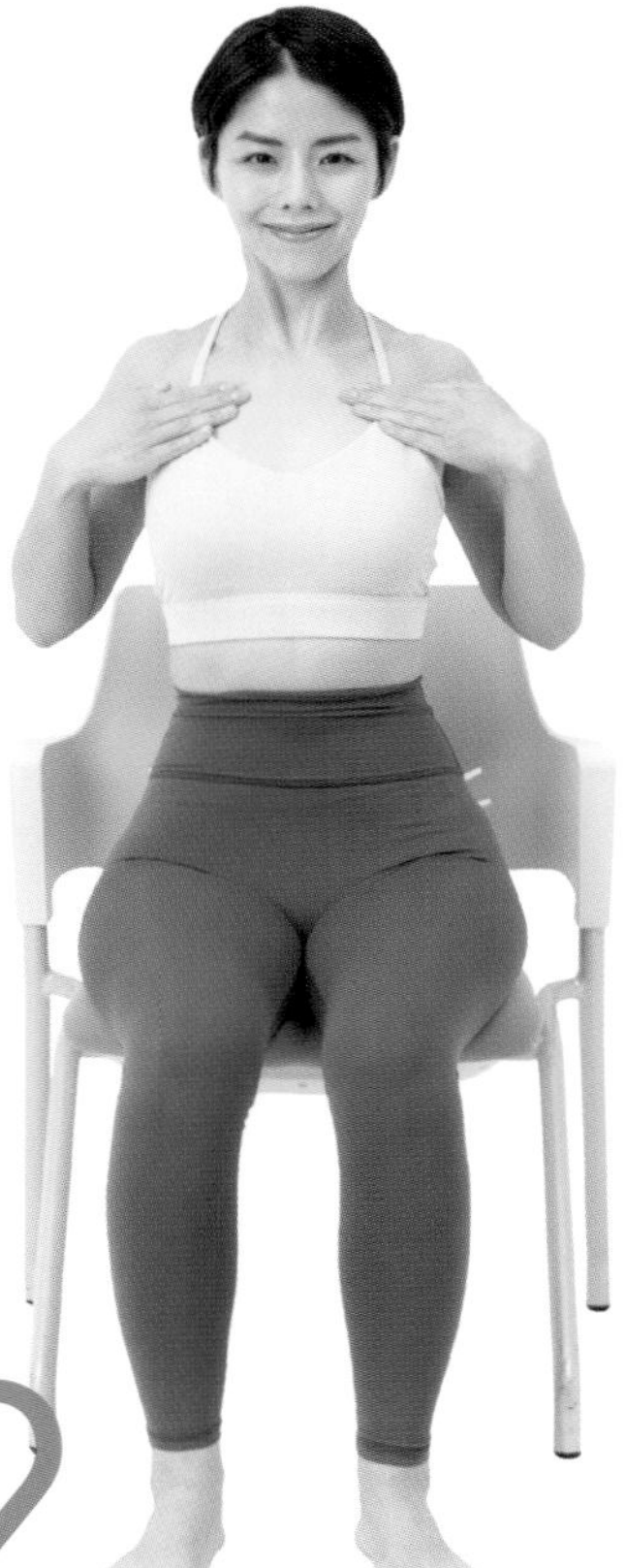

2

両手を
鎖骨にあてる

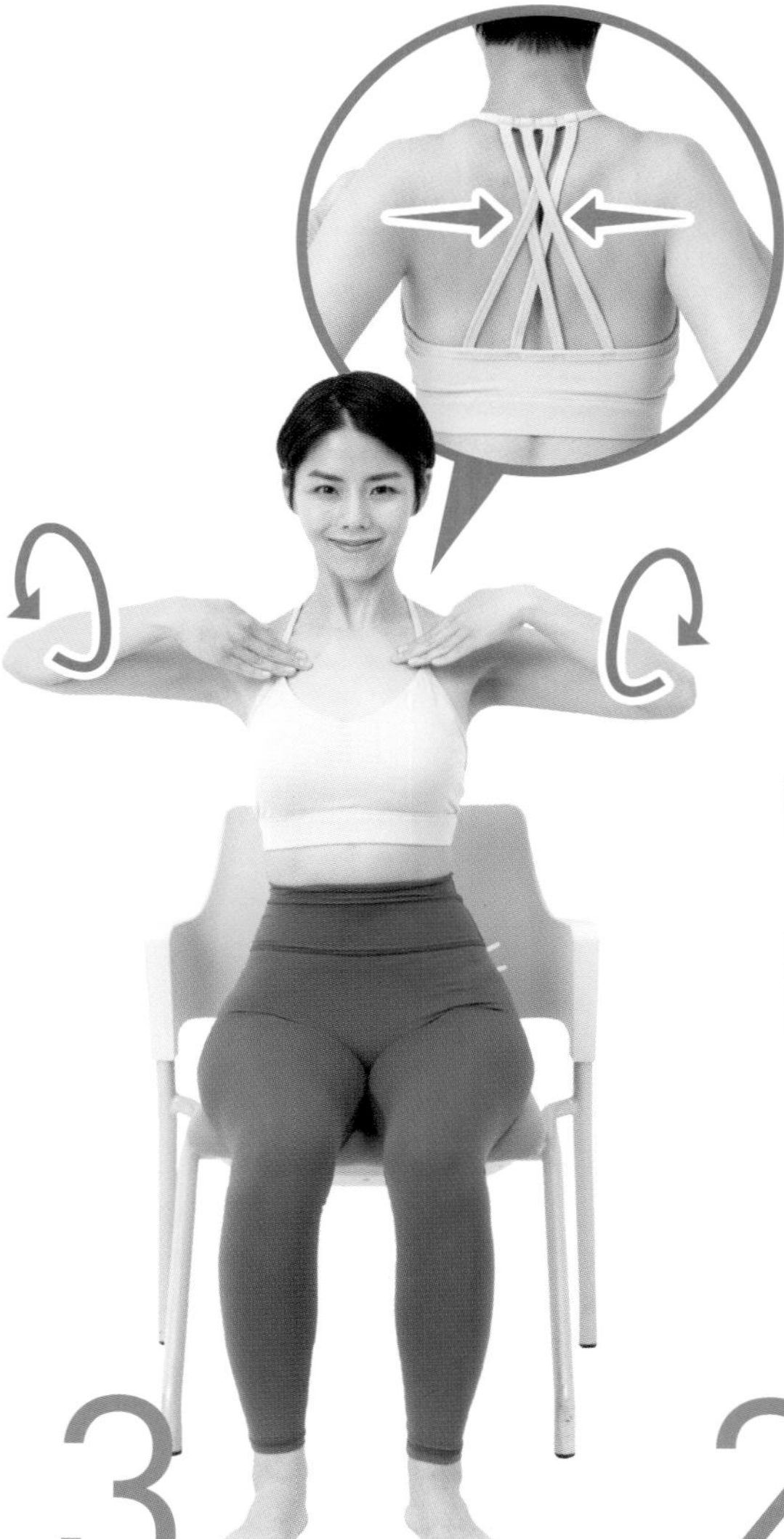

肩甲骨を寄せることを
意識して、
ひじを大きく回そう！

3

両手をあてたまま、
両ひじをゆっくり大きく回す。
同様に、反対方向にも回す

「長生き呼吸」ストレッチ ③

胸が広がるストレッチ

――寝たままラクに胸筋を広げよう！

**胸郭を広げたり狭めたりを助けてくれるのが胸筋です。
スムーズで気持ちのいい長生き呼吸のために、
寝転がったままできる、
ずぼらストレッチで胸筋を強化しましょう。**

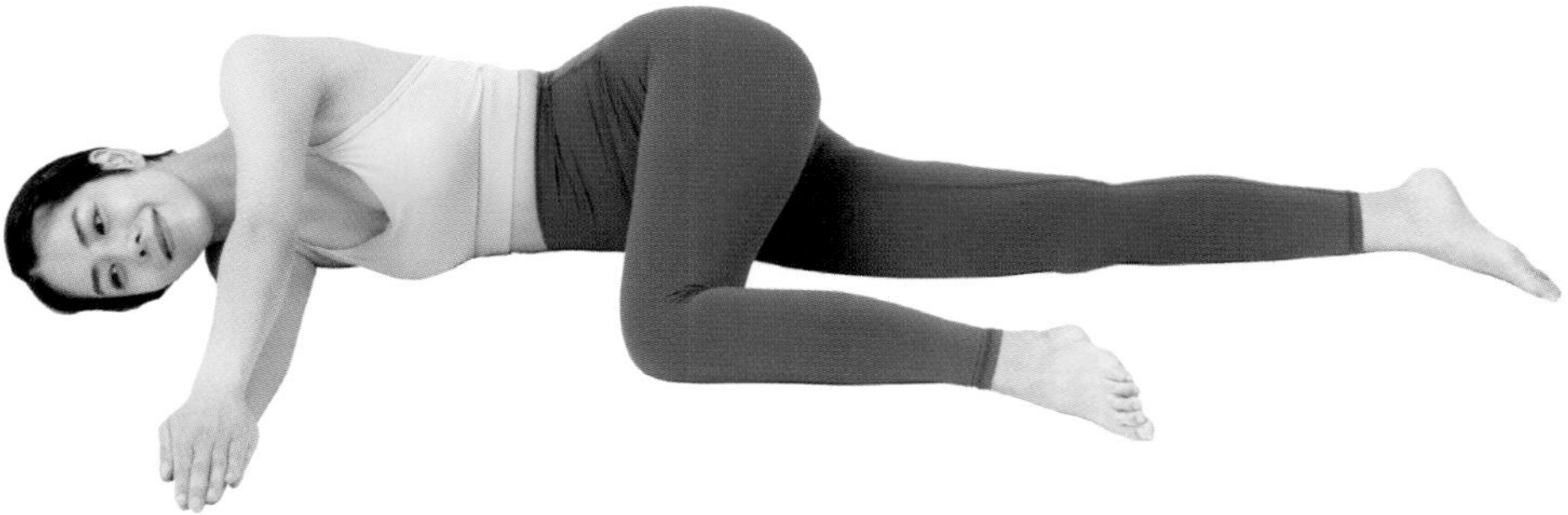

1 横向きに寝て、両手を伸ばし、
手のひらを合わせる。
上の方の足をL字に曲げる

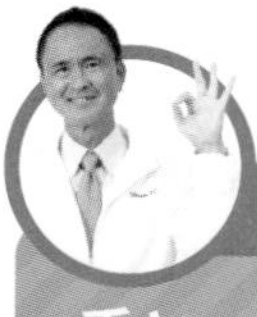

point!

手と一緒に顔も動かそう

2

片方の手を反対側へ
180度開く。
手の方向に顔を向ける

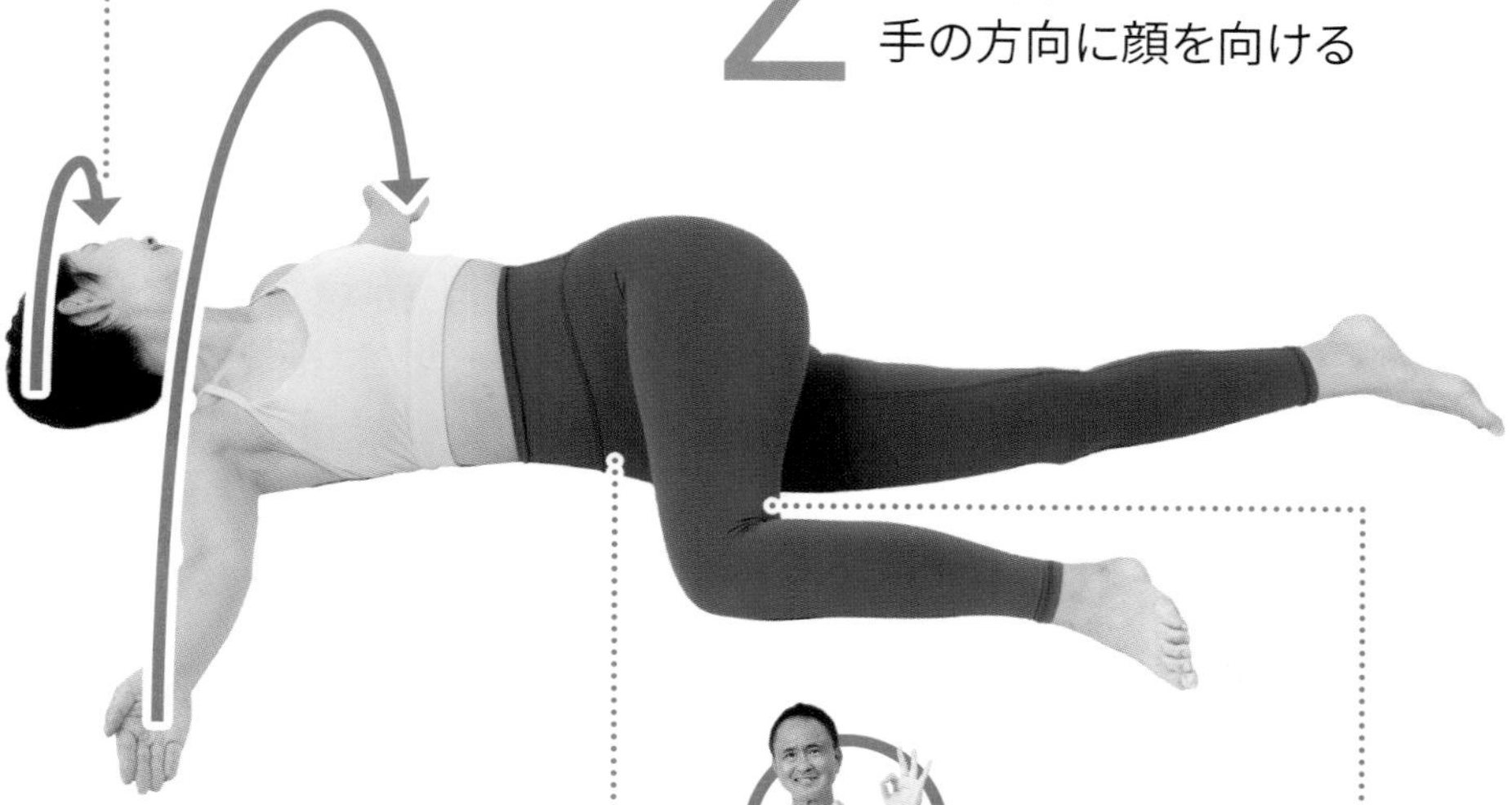

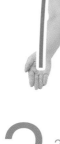

3

2を10回繰り返したら、
逆側も同様に行う

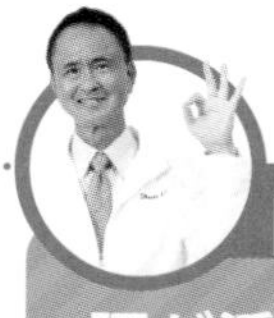

point!

腰が浮かないようにがまん

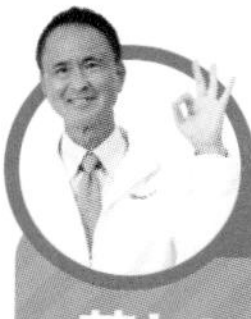

point!

苦しいときは、足の間に丸めたバスタオルをはさんでみよう

「長生き呼吸」ストレッチ ④

ハンモック筋 ストレッチ 1

――骨盤底筋を鍛えて、呼吸上手に！

ゆがんだ姿勢でいると硬くなりがちな
骨盤底筋（ハンモック筋）。
しっかり機能すれば、呼吸が楽になるだけでなく、
尿もれまで防げるうれしい効果が！

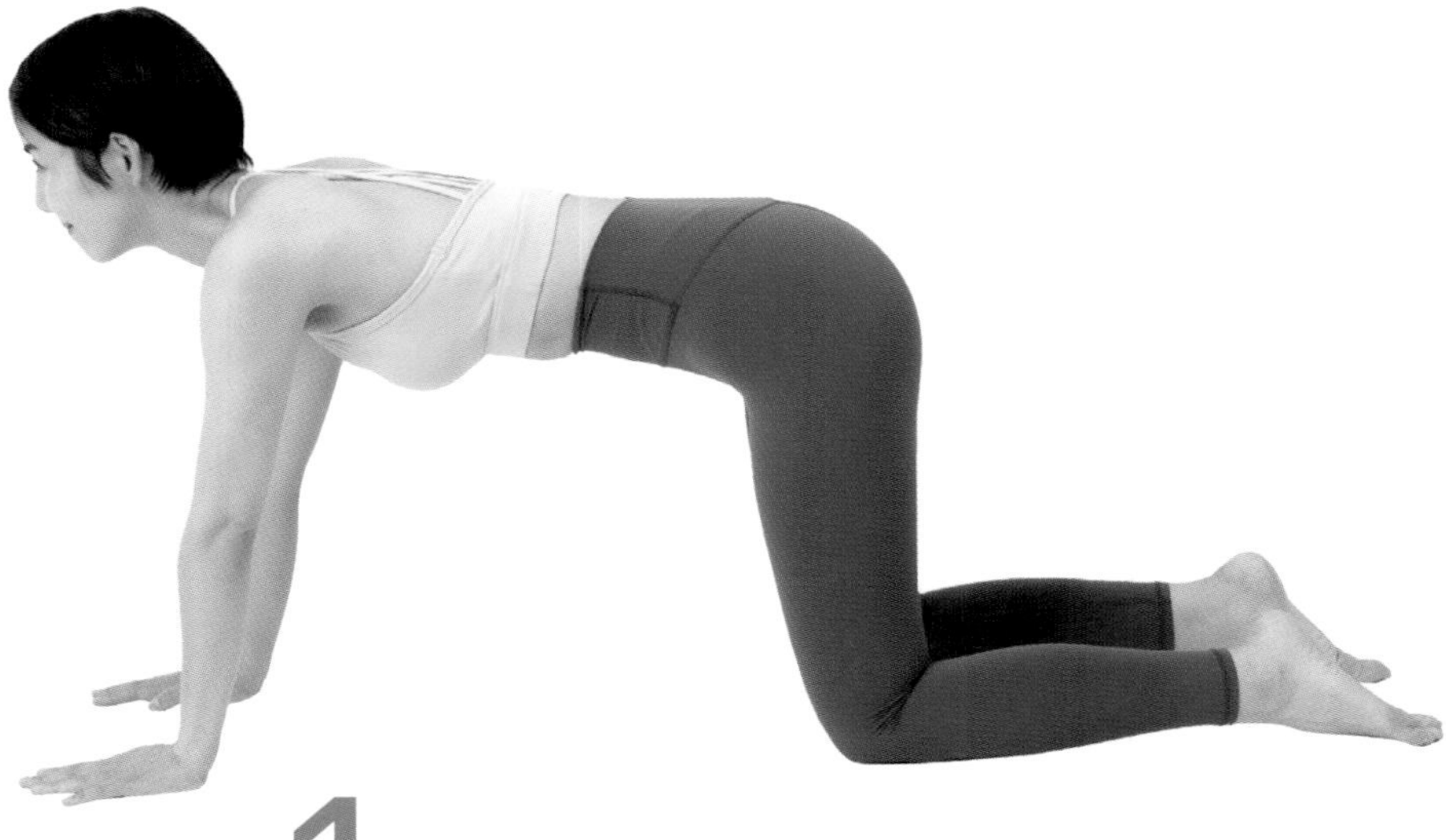

1 肩幅に開いて両手足をつく

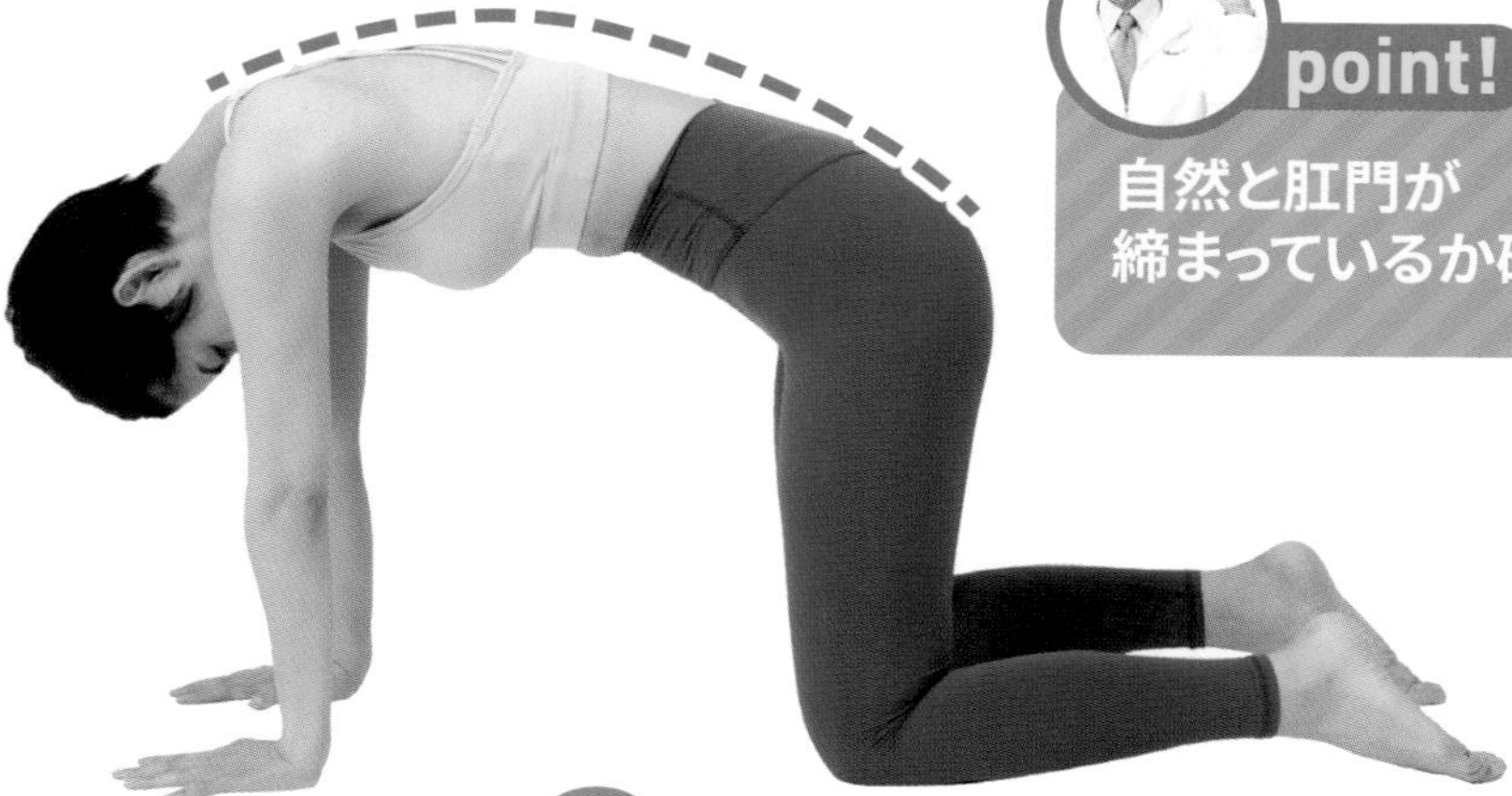

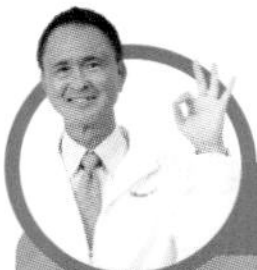

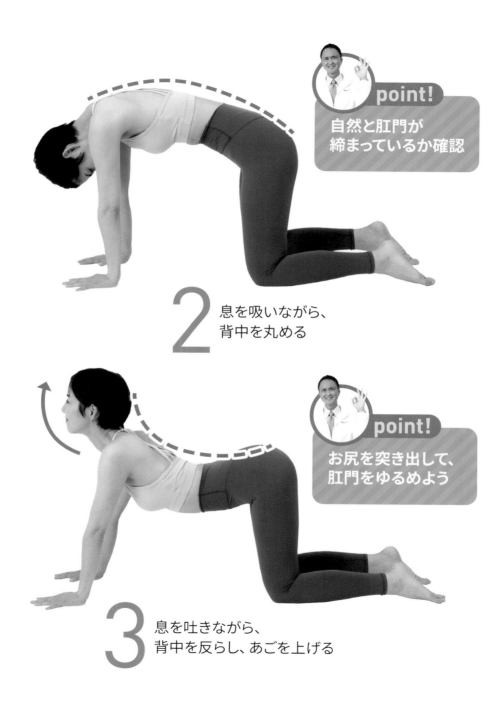

point!

自然と肛門が締まっているか確認

2 息を吸いながら、背中を丸める

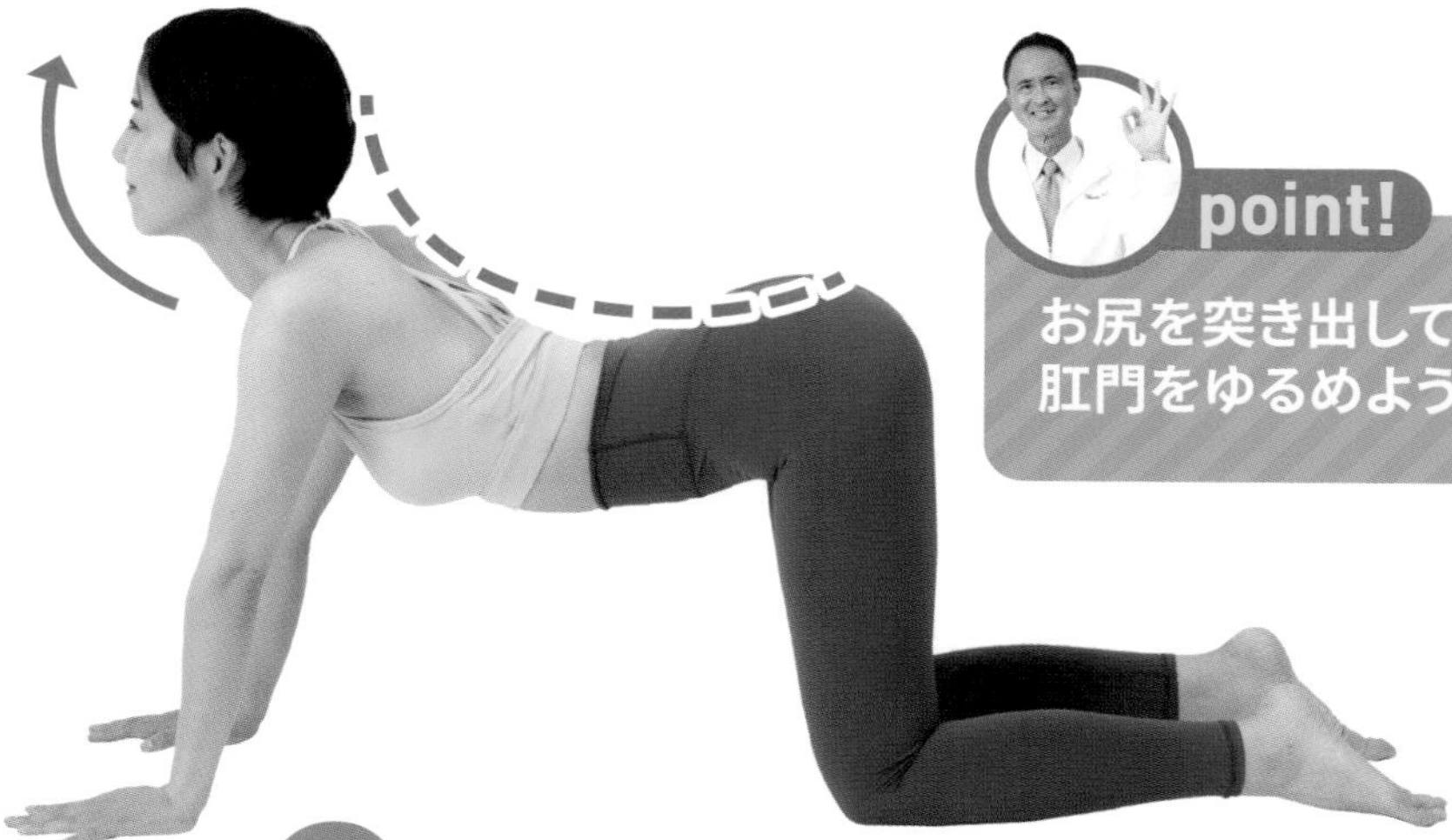

point!

お尻を突き出して、肛門をゆるめよう

3 息を吐きながら、背中を反らし、あごを上げる

「長生き呼吸」ストレッチ ⑤

ハンモック筋ストレッチ 2

――もっと骨盤底筋を鍛えて、尿もれ知らずに！

膀胱、直腸を支えるハンモック筋。
お腹の筋肉を意識しながら行うこのストレッチで、
尿道や肛門を締める機能をさらにアップしていきましょう。

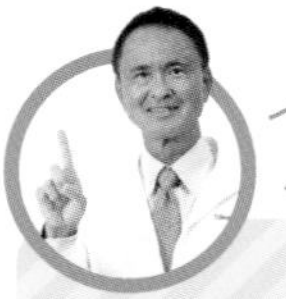

check!

ひざの角度は90度

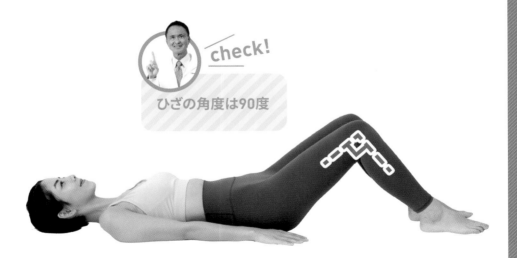

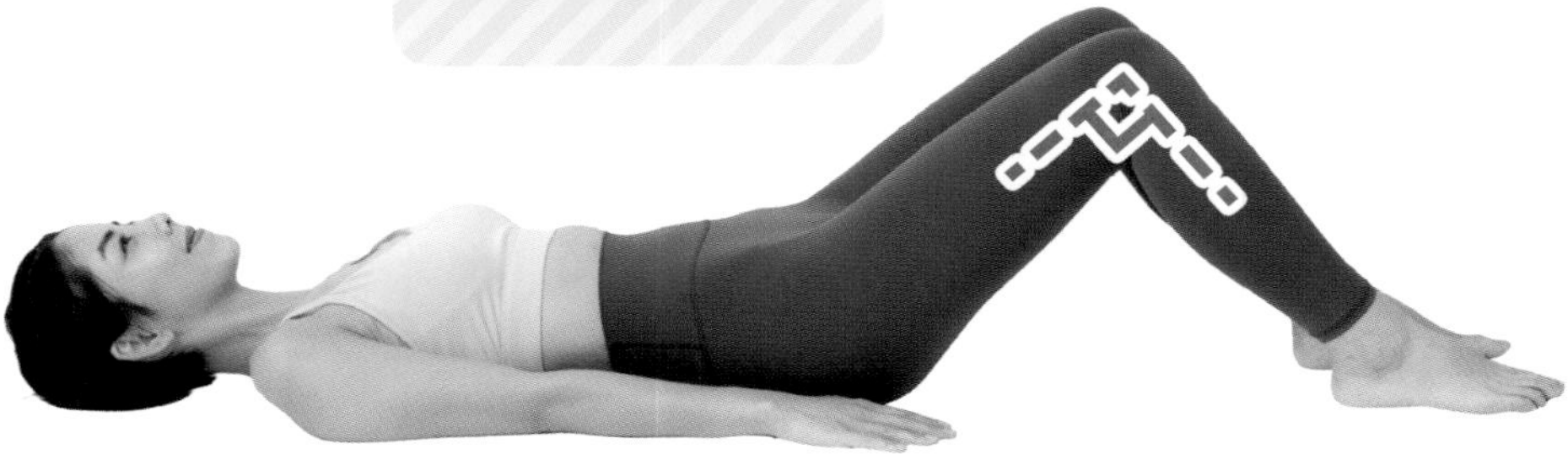

1 あお向けに寝る

2 息を吸いながら、お尻を引き上げ、肛門を締める

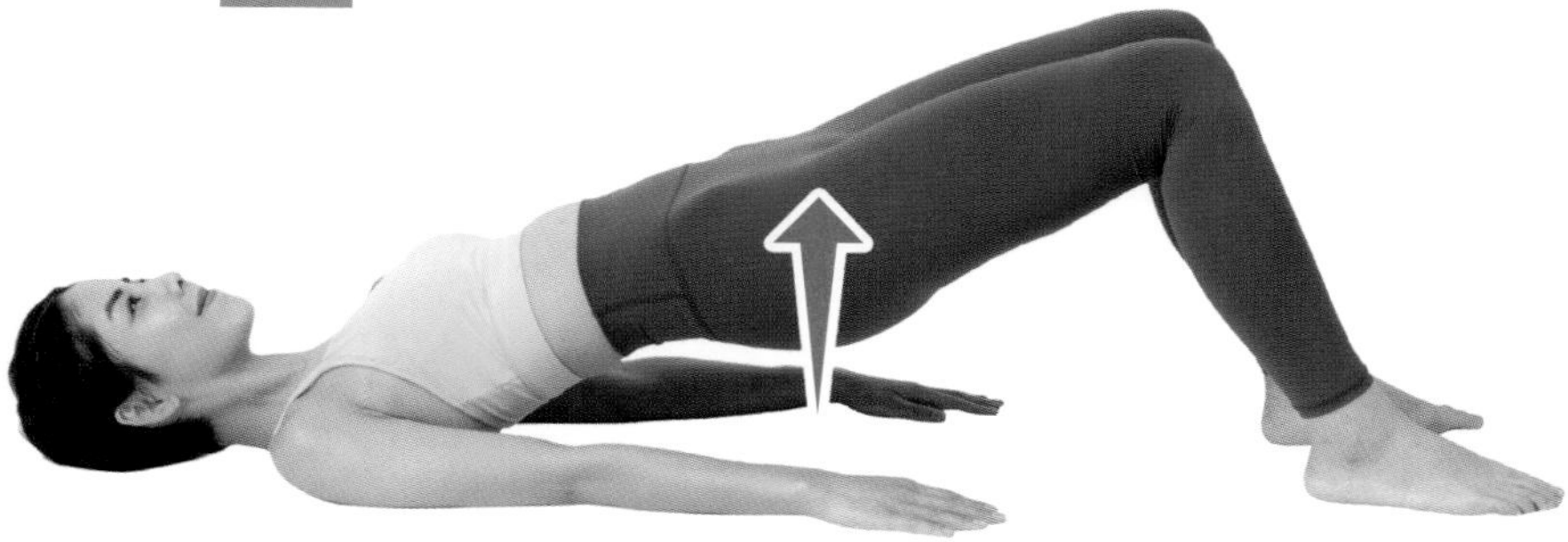

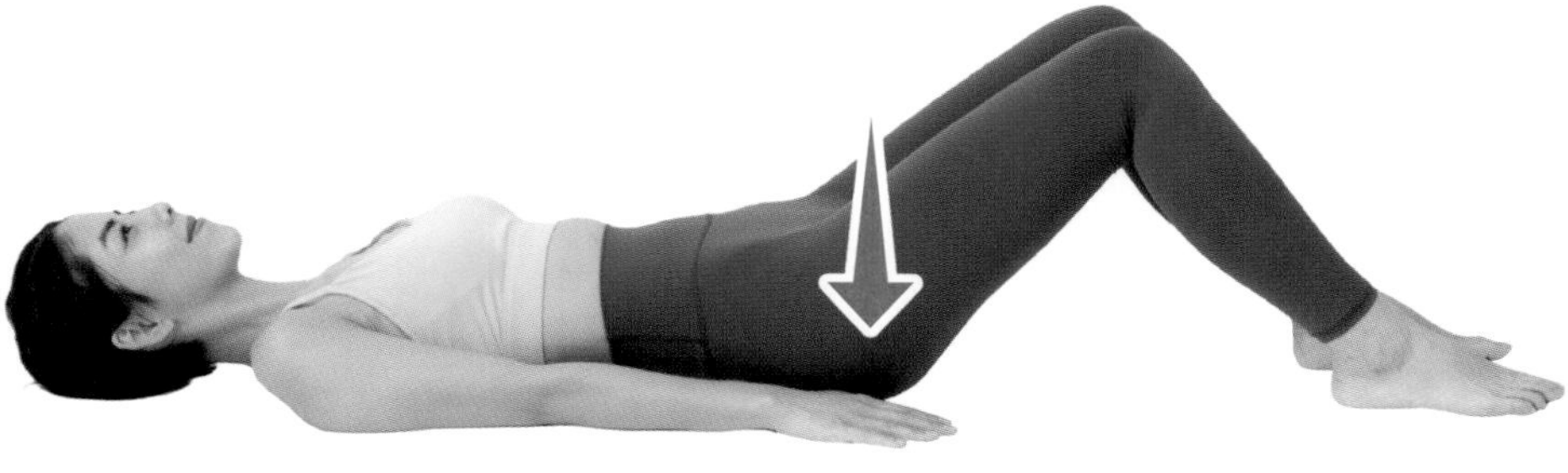

3 息を吐きながら、お尻を下ろし、肛門をゆるめる

お尻が床についたら、
おなかの筋肉をゆるめ、
もう一度息を吸う

読者限定！　特別付録！

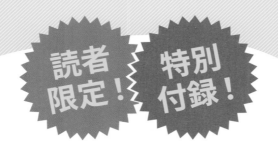

本書をご購入くださったみなさんに、
特別付録として、

「長生き呼吸」ストレッチの動画をプレゼントします！

P103のQRコードより、
アクセスしてください。

本書を読み、動画を見ることで、
より理解が深まります。
ぜひ、ご活用ください！

※なお、この付録は予告なく終了する場合があります。

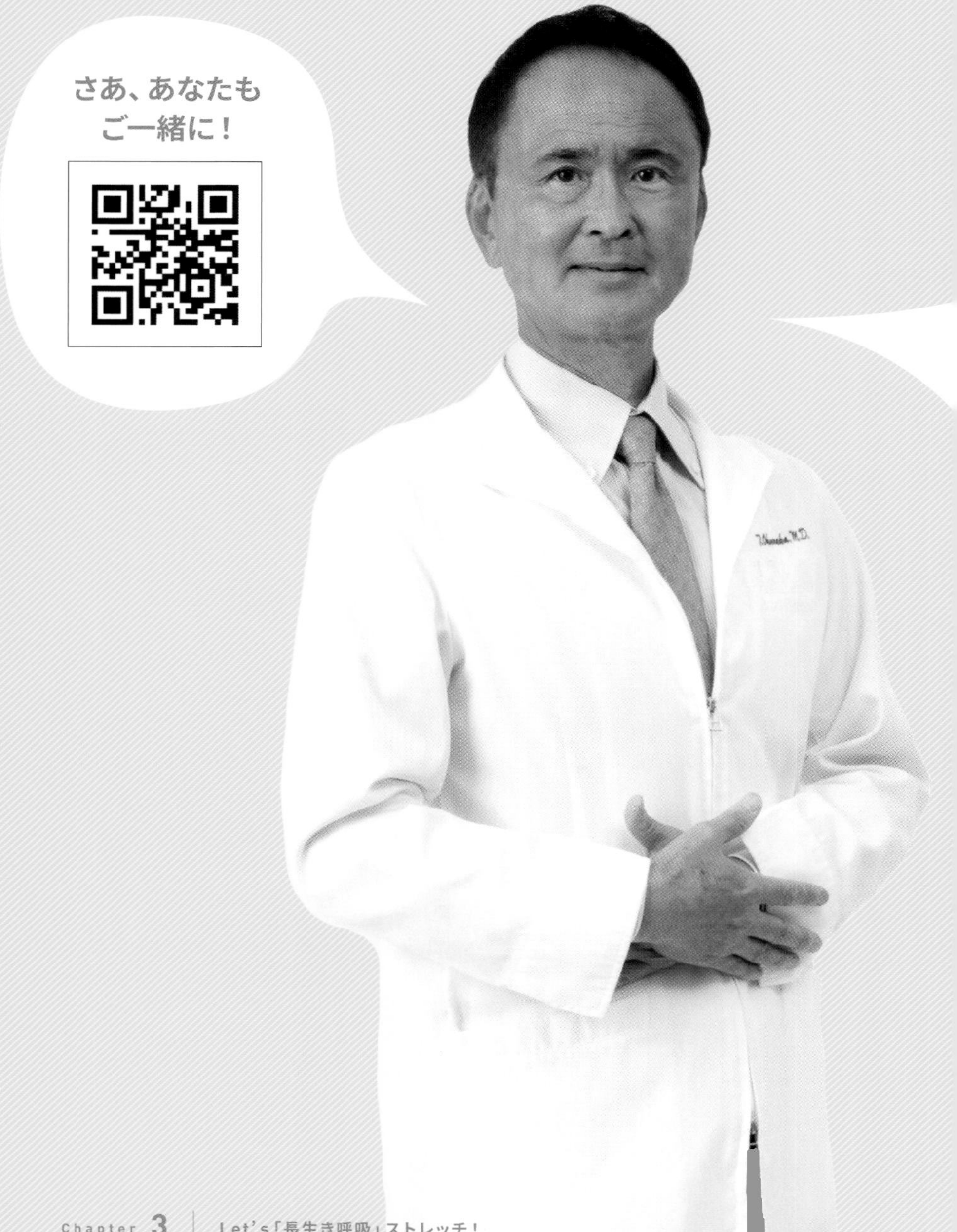
さあ、あなたも
ご一緒に！

column ❸

息は「吐ききる」のが肝心！

――呼吸のコントロールは「二酸化炭素」にあり

「長生き呼吸」でポイントとなるのは、息を吐ききること。
普通に吐いたところから、もうひと押し、吐ききるのです。
少しだけ苦しく感じますが、こうして負荷をかけることで、体に二酸化炭素を溜め込むことができます。

なぜ二酸化炭素を溜め込む必要が……？　と、疑問に思われるかもしれませんね。

呼吸で取り込まれた酸素は、赤血球のヘモグロビンによって全身の細胞に運搬されます。

ただ、各細胞にたどり着いたところで、ヘモグロビンと酸素を切り離すには、ある程度の二酸化炭素が必要になるのです。

そして、適当な量の二酸化炭素を体内に保つための一番いい方法が、しっかり息を吐き切ることなのです。

言い換えるなら、酸素が行き渡らず速くて浅いハアハア呼吸になっている人の体は、二酸化炭素の使い方が下手なのです。

コロナ禍において、血液中の酸素飽和度を計測できるパルスオキシメーターの需要が高まったのは記憶に新しいところです。

ただ、その数値をどう見るかは難しいところがあって、100%であれば合格、95%以下なら失格、のように単純に判断できるものではありません。

基本的には、若者であっても、年配者であっても、だいたい98%くらいになります。

また、たとえば軽く走ったあと95%以下になっていれば、苦しく感じる人も出てくるでしょう。健康なら年配の人でも、15～20秒くらいでもとに戻ります。少しだけドキドキしますが、気にな

column ③

息は「吐ききる」のが肝心！

── 呼吸のコントロールは「二酸化炭素」にあり

るほどではありません。

しかし、喫煙などが原因で肺が炎症を起こし、息がしにくくなっているような人の場合、息苦しさがなくなるのに1、2分かかってしまいます。

苦しい時間がこれだけ続くと、やはり焦ってしまいますし、逆に考えれば、それだけ時間がかかるということは、もし自覚はなくとも、肺などに何かしらの問題があると考えたほうがいいでしょう。

「長生き呼吸」で息を吐ききる習慣をつけている人は、多少動いたあとに少し低酸素になったところで、たとえ酸素飽和度が95％に下がったとしても、むやみにハアハアしません。

二酸化炭素を効率的に使う方法を体が身につけているから、苦しくならないのです。

一方、ハアハア呼吸をしている人は、95%にまで下がってしまうと、脈拍がぐっと上がってしまいます。

回転数を増やしてたくさん血液を送り出し、酸素を供給しないと、95%すら保てないからです。

当然、息苦しさを感じてしまいます。

このように、「長生き呼吸」でゆっくり吐ききる呼吸を習慣にすると、酸素も二酸化炭素も効率よく、上手に利用できる体を作ることができるのです。

ですから、呼吸をしたり、ストレッチをしたりするときは、常に〝吐ききる〟ことを意識して行ってください。

エピローグ

100歳でも、はつらつ元気に！どうせ生きるなら、楽しく生きよう！

「長生き呼吸」いかがでしたでしょうか。

何度もいうように、スキマもスキマのほんのちょっとした時間で、カンタンに取り組むことが可能です。

そして、その効果については、

30年以上、呼吸器の専門医としてのキャリアを積んできた私（奥仲）が、自信を持ってすすめられるものです。

肩ひじはらずに生活にとりいれていただき、

●いくつになっても、息切れ知らず！

●「幸せホルモン」をドバドバ放出！

●はつらつ元気！

etc……

――これからも、活力にあふれた楽しい人生を、過ごしていただければと願っています。

最後になりましたが、本書を手に取ってくださった読者の皆様に、感謝しつつ。

「長生き呼吸」こそ、
「楽しく健康な人生」のカギ！

貴殿のますます輝く人生を応援しております！

令和5年10月

呼吸器外科医　医学博士
山王病院　呼吸器センター長
奥仲哲弥

著者紹介

奥仲哲弥（おくなか・てつや）

呼吸器外科医　医学博士
山王病院　呼吸器センター長
国際医療福祉大学医学部　呼吸器外科学　教授

1958年埼玉県生まれ。

埼玉県立浦和高校、東京医科大学卒業、同大学院修了。

米国オハイオ州ケースウェスタンリザーブ大学留学、英国ロンドン大学医学部国立医療レーザー研究所研究員、東京医科大学外科講師、山王病院副院長などを歴任し、現職。

『世界一受けたい授業』（日本テレビ系列）、『情報ライブ　ミヤネ屋』（読売テレビ／日本テレビ系列）、『サンデージャポン』（TBS系列）、『Nらじ』（NHKラジオ第１放送）、『主治医が見つかる診療所』（テレビ東京系列）ほか、多数のメディアに出演。

専門的な知識を、わかりやすく説明することに定評がある。

『不調の９割は「呼吸」と「姿勢」でよくなる！』（あさ出版）など著書多数あり。

日本呼吸器学会　呼吸器専門医
日本呼吸器内視鏡学会　専門医・指導医
日本呼吸器外科学会　呼吸器外科専門医・指導医

1回《かい》1分《ぷん》！

100歳《さい》でも息切《いきぎ》れなし！

長生《ながい》き呼吸《こきゅう》　〈検印省略〉

2023年　10　月　23　日　第　1　刷発行
2024年　1　月　22　日　第　3　刷発行

著　者——奥仲 哲弥（おくなか・てつや）
発 行 者——田賀井 弘毅

発行所——株式会社あさ出版
〒171-0022 東京都豊島区南池袋 2-9-9 第一池袋ホワイトビル 6F
電　話　03 (3983) 3225 (販売)
　　　　03 (3983) 3227 (編集)
F A X　03 (3983) 3226
U R L　http://www.asa21.com/
E-mail　info@asa21.com
印刷・製本　神谷印刷（株）

note　http://note.com/asapublishing/
facebook　http://www.facebook.com/asapublishing
X　http://twitter.com/asapublishing

ISBN978-4-86667-643-2 C2077